新型コロナ感染爆発！
闇に葬られた中国の大罪

五味洋治　奥窪優木　時任兼作 ほか

宝島
SUGOI
文庫

宝島社

文庫版はじめに

本書は、2020年4月に発行した『新型コロナ感染爆発と隠された中国の罪』を改訂し、タイトルを変更して文庫化したものである。
『新型コロナ感染爆発と隠された中国の罪』が発売されたのは、その本の「はじめに」や「おわりに」にも書いているが、ちょうど、東京都の小池知事が初めての「外出自粛要請」を発令したころだ。そして、その前月には、志村けんさんが亡くなられている。

志村けんさんの訃報は、あまりに衝撃的で、多くの日本人が新型コロナウイルスの脅威に慄《おのの》いた。「外出自粛要請」に多くの日本人が不満に思いつつも従ったのは、志村けんさんをはじめ、多くの方が亡くなられていくことに、恐怖を感じていたからだ。

そして、まだ、その脅威は去っていない。

1都3県（東京都、埼玉県、千葉県、神奈川県）で、2021年3月7日で終わるはずだった緊急事態宣言の延長が続いている（その後、3月21日に終了すると発表）。そして、この原稿を書いている3月12日現在、東京都では先週よりも新規感染者数が増えていると発表された。

2020年3月の「外出自粛要請」が出されたときは、東京都の新規感染者数は1日40〜60人程度であった。現在は200人を超えている。2021年年頭の1000人超えからは収まっているが、あきらかに、新型コロナウイルスは広がっているのだ。

一方で、ワクチンの接種が始まった。医療従事者、介護施設の方々、そして高齢者と、順次、接種されていく予定だ。

しかし、新型コロナウイルスの変種が誕生し、現在のワクチンが、それらに対しても効果的なのか、はっきりしない。現在の新型コロナウイルスに対しては、おそらく効果的だろう。これ自体もクエスチョン付きだが、打たないよりは打った方がましかもしれない。

だが、変種が蔓延したらどうなるのか？　誰にもわからない。

だが、そのワクチンをめぐって、世界は争奪戦を繰り広げている。そして、中国が猛烈な勢いで、「ワクチン外交」を推し進めている。激安の家電で世界を席巻したように、激安の、いや無料のワクチンで、世界の覇権を握ろうとしているのだ。

しかし、忘れてはいけない。新型コロナウイスルを最初に発生させたところはどこだったのか。そして、春節を機に、世界中に新型コロナウイルスをバラまいたのは、どこの国の人間だったのか。

ワクチン外交で世界中を黙らせ、「中国は発生源ではない」とプロパガンダを強硬に広めている中国共産党。ヒトラー並みに「嘘も百回言えば本当になる」とでも思っているのだろう。

しかし、それは許してはならない。粗悪品の中国製ワクチンで騙されてはいけない。『新型コロナ感染爆発と隠された中国の罪』でもあきらかにしたように、文庫でも、中国の大罪を、よりはっきり明らかにしていく。

本書では『新型コロナ感染爆発と隠された中国の罪』の内容から、一部、インタビュー記事をなくし、新たに「中国のワクチン外交」についてと、「中国の尖閣諸島進出」の記事を付け加えた。

尖閣諸島の記事は、『中国に世界は激怒している』（2020年8月発行、宝島社刊）から抜粋したものであるが、ワクチン外交については、この文庫のための書き下ろしである。

他の記事も、あきらかに情報が古くなっているものに関しては、加筆し訂正している。『新型コロナ感染爆発と隠された中国の罪』を読んだ方でも、中国の大罪をより理解できるだろう。

編集部

はじめに

２０２０年3月30日、突然、スマホに訃報が流れた。それは、日本の偉大なるお笑い芸人の死のニュースであった。29日に志村けんさんが亡くなられたのだ。その訃報を聞いた日本人のすべてが、志村さんの死に驚きとショックを隠せなかった。

死は、非常な速さで志村さんを襲った。3月17日に、彼は身体の倦怠感《けんたい》を訴えた。20日に病院へ搬送されて、重度の肺炎と診断され入院。21日から人工呼吸器、ＥＣＭＯも投入されたが、回復することはなかった。入院して10日もたたずに死を迎えてしまった。あまりにも速すぎる。

志村さんが亡くなられた3月29日は、東京都が週末の外出自粛要請を出した2日後であった。

朝方から降った雪が、東京を一瞬、真っ白な世界に染めた。そのとき、だれもが、志村さんの死を予想してはいなかった。東京を染めた真っ白な雪は、すぐ消えたが、それはまるで志村さんの命のようであった。

この本は、志村さん追悼の本ではない。『新型コロナ感染爆発と隠された中国の罪』の本である。志村さんの訃報を聞いた、同じくドリフターズのメンバーであった加藤茶さんは「コロナが憎い」と話された。私たちも志村さんの命を奪ったコロナが憎い。

しかし、新型コロナウイルスはいいとか悪いとかというものではない。ウイルスなのだ。憎まれるべきはウイルスを生み出してしまった人たちである。蔓延《まんえん》させてしまった人々である。

だが、この本はその人たちを恨む本でもない。なにが新型コロナウイルスを生んでしまったのか。なにが多くの犠牲者を生んでしまったのか。それを明らかにする本である。そのためには、そのもとを生み出した中国という社会を分析しなければならない。その罪を明らかにしなければならない。

人類は、その誕生から、感染症という疫病と闘ってきた。周りにはライオンやトラなどの猛獣もいた。しかし、それより、やはり怖かったのは感染症ではないか。縄文時代に定住を始めた日本人は、なんども定住地を変えている。

なぜか。

その理由ははっきりしない。しかし、大きな理由の一つに疫病があったといわれている。そして、人類は家畜を飼い始めたときから、いや、野生動物を狩猟し始めたときから、動物由来の感染症と闘ってきたはずだ。そして、いま、その一番新しい新型コロナウイルスと闘っている。

それも、全くの新型だ。人類はそのような新型と遭うたびに大きな犠牲を払ってきた。中世ヨーロッパでは、ペストが人類を襲った。8000万の人口が3000万を切ってしまったといわれている。1918年にはスペインかぜが人類を襲った。全世界で1700万人が亡くなっている。

このときは劇作家の島村抱月《ほうげつ》さんも亡くなった。そして、その島村さんを追って女優の松井須磨子さんがあと追い自殺をしているのだ。

しかし、人類はそのペストにも、スペインかぜにも長い時間をかけて打ち勝ってきた（完全な勝利かはまだわからないが）。

そして、人類はいま新型コロナ感染爆発の闘いに挑んでいる。ここでは、その一部だけでも書き留めておこうと思う。人類が失敗し、あるいは成功するかもしれない闘いを決して忘れないために。

この本は大きく分けて2部構成になっている（文庫は3章構成）。
1部は『新型コロナ感染爆発と隠された中国の罪』の「隠された中国の罪」についてである。なぜ、新型コロナウイルスが生まれてしまったのか。そして、なぜ、それは蔓延したのか。中国に詳しいジャーナリストの方に書いていただいている。

そして、もう1部は、「新型コロナ感染爆発」についてである。中国から始まった感染がなぜ各国に蔓延したのか。各国の対応はどうだったのか、さらに、日本政府の対応はどうだったのか、詳しく分析している。

新型コロナウイルスとの闘いは、始まったばかりである。収束しつつある中国といえども、まだまだ新規患者は出ている。いつ終わるのか。どう終わるのか。それをも見据えて、本書を構成していこうと思う。

グローバル化した現代の世界が直面した試練を、しっかり書き留めておきたい。いま、世界は壮大な実験場と化している。しかし、決して負けてはならない。この本がその一助となることを願って。

編集部

※本書（単行本『新型コロナ感染爆発と中国の罪』のこと）は、ことわりのない場合は２０２０年３月29日時点の情報をもとに編集しています。新型コロナウイルスの感染者数などは、日々大きく変わりますので最新のデータを参考にして下さい。

新型コロナ感染爆発！　闇に葬られた中国の大罪　目次

第一章　悪夢を生んだ中国の大罪

五味洋治（東京新聞論説委員）

ひそかに「英雄」にされた医師、李文亮／武漢で何が起きていたのか／中国の3大かまどであり　辛亥革命発祥の地

／中国政府自慢のハイテク都市に脱皮／相次ぐ口封じ／診療方針の変更で1日に1万5000人の患者発生／窓から「全部嘘だ」と叫んだ住民／外出許可証なしには買い物もできない／学生寮を勝手に隔離病棟に／携帯電話を没収された医師たち／「ここで死んで殉職者になる」と病院建設作業員たち／隠蔽された医療崩壊の現実

武漢ウイルス研究所の「生物兵器開発説」の疑いは晴れない……42

五味洋治（東京新聞論説委員）

武漢ウイルス研究所のナゾ／「0号患者」は誰だったのか／研究所からの漏出をめぐる3つの噂／コウモリ研究のメッカの「発見」とは／バット・ウーマンが発見したウイルスの正体／研究所職員による実名告白／米国も注目する中国の生物兵器開発／国際機関支配を拡大する中国／WHO事務局長は中国の操り人形／WHO、エチオピアと中国の蜜月関係

衛生リテラシーなき大国の恐怖 まだまだ続く不衛生国家・中国の現状……60

奥窪優木（フリージャーナリスト）

泥水に浸かった魚の「華南海鮮批発市場」／ウイルス発生の温床となった野味ブーム／野味の流通経路のずさんな衛生管理／トイレの後に手を洗う男性は皆無／不衛生な飲食店と会食文化／住宅環境もウイルスの温床に／新型コロナを機に清潔に目覚めた中国人

相変わらず残る中国・貧困層による野生動物取引と劣悪な医療体制……78
五味洋治（東京新聞論説委員）
生きた孔雀、カンガルー、コアラ、ワニ、オオカミまで／野生動物取引の陰に貧困問題が／不衛生な売り場、営業許可証は他人のコピー／動物繁殖は貧困対策の一環／中国政府が野生動物の取り扱いを禁止／生活がなりたたない／習近平の悲願、貧困対策／中国の貧困人口は約1660万人、貧富の格差242倍／都市封鎖の犠牲はいつも貧困層／医療費が重い負担／高齢で貧しく、重病を抱えた人たち／糖尿病大国となった中国／貧困層の救済は可能か

資料1 新型コロナウイルス——消された論文……94

第二章　中国の歪んだ野望

世界を牛耳るために、またぞろ始まった中国のワクチン外交……104

五味洋治（東京新聞論説委員）

多くの国が日本より早くワクチン接種を始められた理由／世界の多くの指導者が接種を受けた中国製ワクチン／マスクからワクチンに、切り替えが速い中国外交／中国は世界に先駆けてワクチンを開発していた／中国製は人類なじみの「不活化」タイプのワクチン／中国製ワクチンの無償提供先は世界70カ国近く／無償配布ににじむ中国の下心／先進国はワクチン囲い込み、途上国には中国製ワクチンしかない／ワクチンは「世界の公共財」と習主席／情報開示が不十分で信頼性が低い中国製ワクチン／フランス大統領は「中国製ワクチンを勧めない」と明言／ブラジルでは中国製ワクチンの治験を一時中止／王毅外相が自らワクチンをセールス／中国に対する警戒心が強い東南アジアの国々にも王外相が訪問／ワクチンを前に盟主インドネシアはあえなく陥落／ペルーでは「特権」を悪用し、中国製ワクチンをひと足先に接種／台湾事務所の設置を見送ったガイアナ／お家芸？　中国国内では「偽物ワクチン」スキャンダル／ワクチンで中国を追いかけるロシアとインド

第三章　中国に嵌った国々

第一章

悪夢を生んだ中国の大罪

新型コロナ発生の証拠がすべて消された街・武漢

新型コロナウイルスの最初の発生地である武漢。すでに発生の証拠はすべて中国共産党に消されてしまった。あの時、武漢で何が起きていたのか？

五味洋治（東京新聞論説委員）

ひそかに「英雄」にされた医師、李文亮

中国・武漢で2019年暮れに、新型コロナウイルスの感染者が最初に発生した。それから世界に広がり、感染者は1億人を超えてしまった。中国は、1000万人都市・武漢をロックダウンするという信じがたい対策が功を奏し、街はコロナ前の賑わいを取り戻した。

このウイルスの危険性を知り、早くから警戒を呼びかけていた人がいる。武漢市中心医院の眼科医、李文亮《りぶんりょう》だ。

医療現場に向け―中国のSNS「微信」のグループチャットに情報を流した。武漢市は李が、SNSに事実でない書き込みを行ったと断定した。武漢市公安当局は李を「治安管理処罰法」の違反に当たるとして訓戒書に署名させた。その後、李自身も新型コロナウイルスによる肺炎となり、2020年2月7日に死亡してしまう。

文医師への苛酷な対応が中国国内だけでなく、世界中に知られ、中国当局は批判に晒《さら》された。このため、当局はひそかに文医師の名誉回復を行い、遺族に謝罪した。そして、愛国英雄を葬る武漢市内の墓地「九峰山革命烈士陵園」に埋葬した。

一周忌となった2021年2月7日には、SNSに文医師を追悼する書き込みがあふれた。しかし世論を刺激することを恐れた当局はメディアが文医師の墓地を訪れることを禁止し、一般の墓参者も文医師の墓石を撮影できないよう携帯電話やスマートフォンを取り上げげた。

勤務先だった武漢市中心医院前の広場は、柵が立てられ出入りが規制された。死の直後に多くの市民が訪れ花束を供えた場所だが、7日は献花台も設置されなかった。

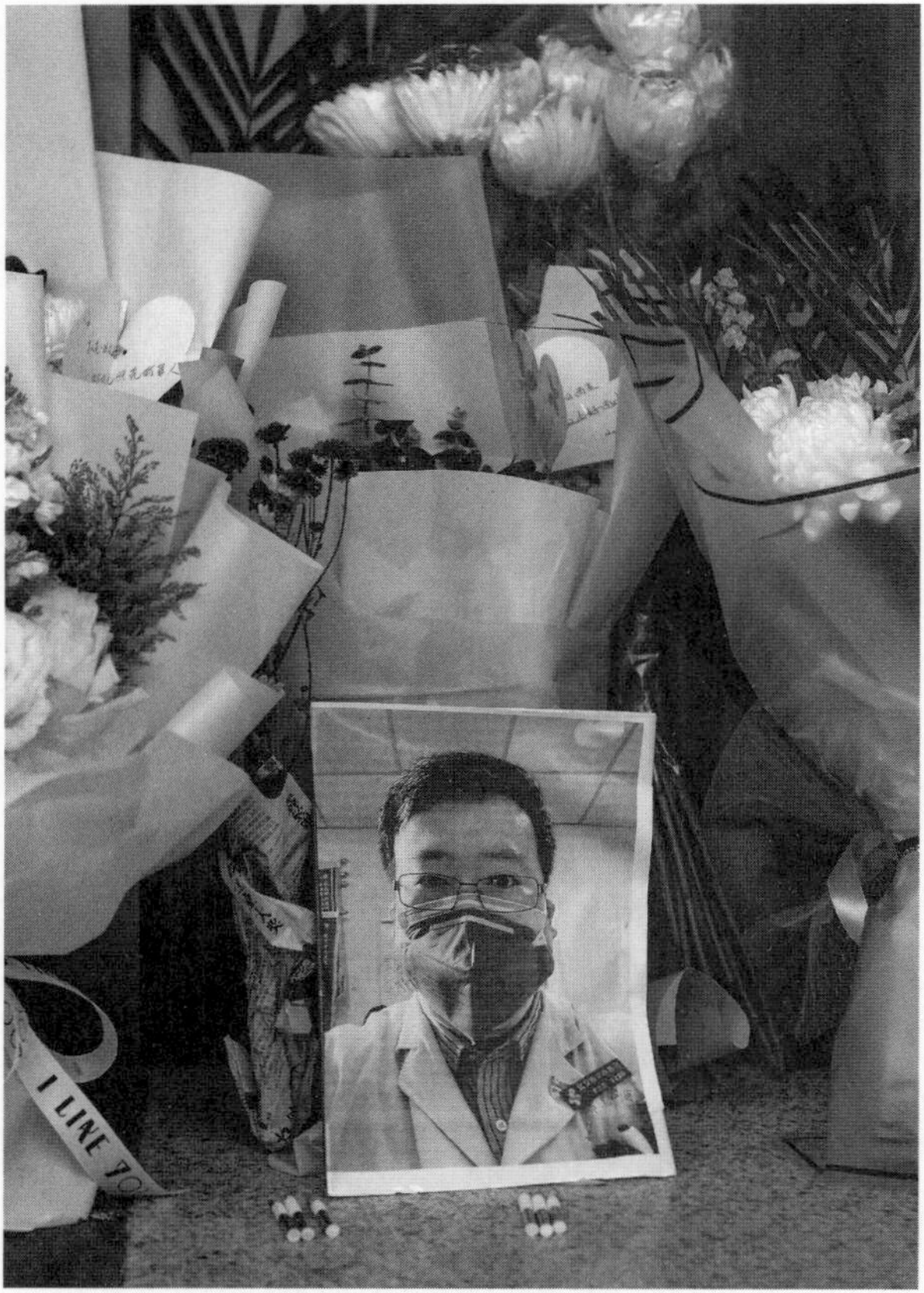

新型コロナウイルスの危険性を訴えて、自らも肺炎で亡くなった李文亮氏
（写真：AP／アフロ）

文医師は生前、中国メディア『財新』のインタビューに応じ、「健全な社会にはひとつ以上の声が必要だ。公権力を行使して過度に介入するのを私は容認しない」と話した。公権力は全く懲りていない。文医師の存在をできれば葬りたいのだろう。

武漢で何が起きていたのか

当初、新型コロナウイルスによる肺炎は、日本に住む人にとって人ごとだった。ところが、横浜港に寄港した大型クルーズ船内で連鎖感染が起きた。その後、北海道をはじめ全国に飛び火したことで、日本にとっても切迫した問題に変わった。日本中がマヒしたと言っても過言ではなかっただろう。その分、感染の最初の発生地であり、拡大が最も深刻だった中国・湖北省の省都、武漢についての関心はすっかり薄れてしまった。

それでもやはり武漢で何が起き、その後どんな展開をたどったのかを記憶しておくべきだろう。今後の対応を考えるうえでも、大切なはずである。

具体的な話に入る前に、武漢はどんな街なのか、簡単に触れておこう。もはや、世界的には、北京や上海より有名な都市になったと言っていいだろう。武漢とい

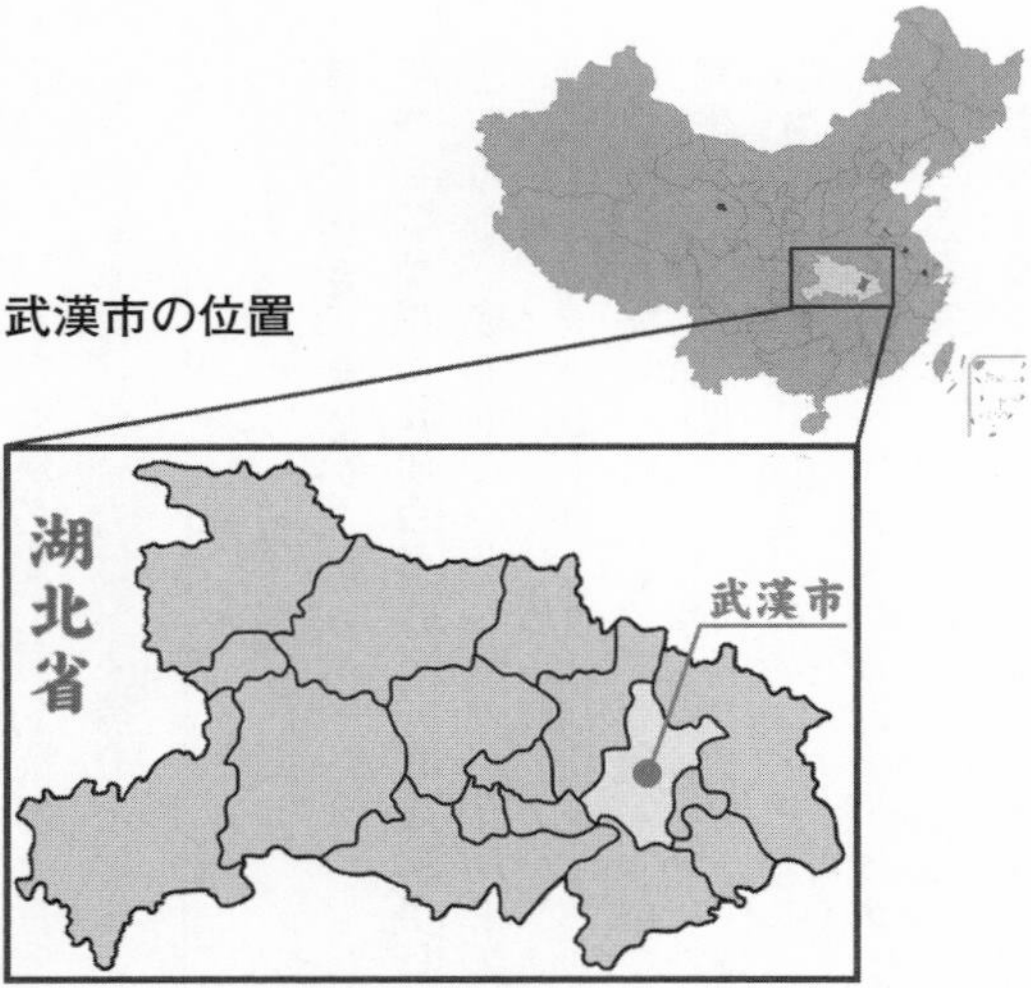

う漢字の印象からして、ひょっとして軍人の街ではないかとも思えるのだが、実際は全く違う。

一言で言えば、中国の中部地方最大の人口を誇る若々しい、伸び盛りの都市だ。人口は１１００万人を超え、中国のさまざまな都市ごとのランキングでは重慶や天津に次ぎ、10位前後に選ばれていた。

中国の3大かまどであり辛亥革命発祥の地

武漢市の中心部には、長江（揚子江）が流れている。河を下っていくと約１０００キロ先に上海がある。市内は武昌、漢陽、漢口という3つの地域からなり、面積約８６００平方キロを誇る。青森県や広島県とほぼ同じ広さと言えば、イメージが湧きやすいだろう。

気候は、亜熱帯の大陸性気候で、四季がはっきりしており、特に夏は最高気温が40度を超えることもある。重慶、南京と並んで中国の「3大かまど」と呼ばれるほどだ。

もう1つ、桜並木も有名だ。武漢大学の構内にあり、長さ約２００メートルに渡って桜が続く。植えられている桜は１０００本あまり。こんなに見事な光景は、日本でもなかなか目にできない。お花見シーズンになると毎日数万人規模の観光客が訪れる。

１９３０年代に武漢を占領した旧日本軍が桜を植えたのが始まりとなった。終戦後、日本への反感から撤去計画が持ち上がったが、現地の人たちの努力で残された。その後１９７２年に、日中国交正常化を記念して追加の桜の木が日本から贈られた。日中の民間協力でいまの姿に育った。

武漢は清朝を倒した辛亥革命の端緒である「武昌蜂起」が起きたことでも知られる。中学校時代に漢文で「黄鶴楼《こうかくろう》にて孟浩然《もうこうねん》の広陵《こうりょう》にゆくを送る」という漢詩を詠んだ記憶がある人もいるだろう。この黄鶴楼は武漢随一の観光地だ。

中国政府自慢のハイテク都市に脱皮

歴史文化都市のイメージが強い武漢だが、最近はハイテク都市に脱皮しつつある。自動車を中心とする機械製造業、製鉄を中心とする素材型製造業、新薬開発をはじめとする生物バイオ産業等が盛んだ。習近平指導部が進めるハイテク産業育成策「中国製造2025」の拠点都市としても存在感を強めている。

これらの先端産業を支える人材も豊富だ。武漢は「中国で最も大学生が多い街」と言われている。武漢市は北京、上海に次ぐ人材養成の拠点なのだ。

順調に成長していた大都市・武漢で、肺炎患者が出ていることが公表されたのは、2019年の12月31日のことだった。武漢市衛生健康委員会が「27人が原因不明のウイルス性肺炎にかかり、うち7人が重症」と発表した。日本の新聞はそれを小さく伝えただけだった。

患者の多くが市中心部にある「華南海鮮批発市場」の店主や出入り業者だったことから、市政府は市場の一時閉鎖を指示。1月2日には清掃や消毒を実施した。

武漢ではすでに、2019年の11月頃からナゾの肺炎の発生が噂になっていた。初めて患者が死亡したのは1月9日、この事実は11日に発表された。61歳の男性だった。海鮮市場の出入り業者だったという。ちなみに、この時の患者数はわず

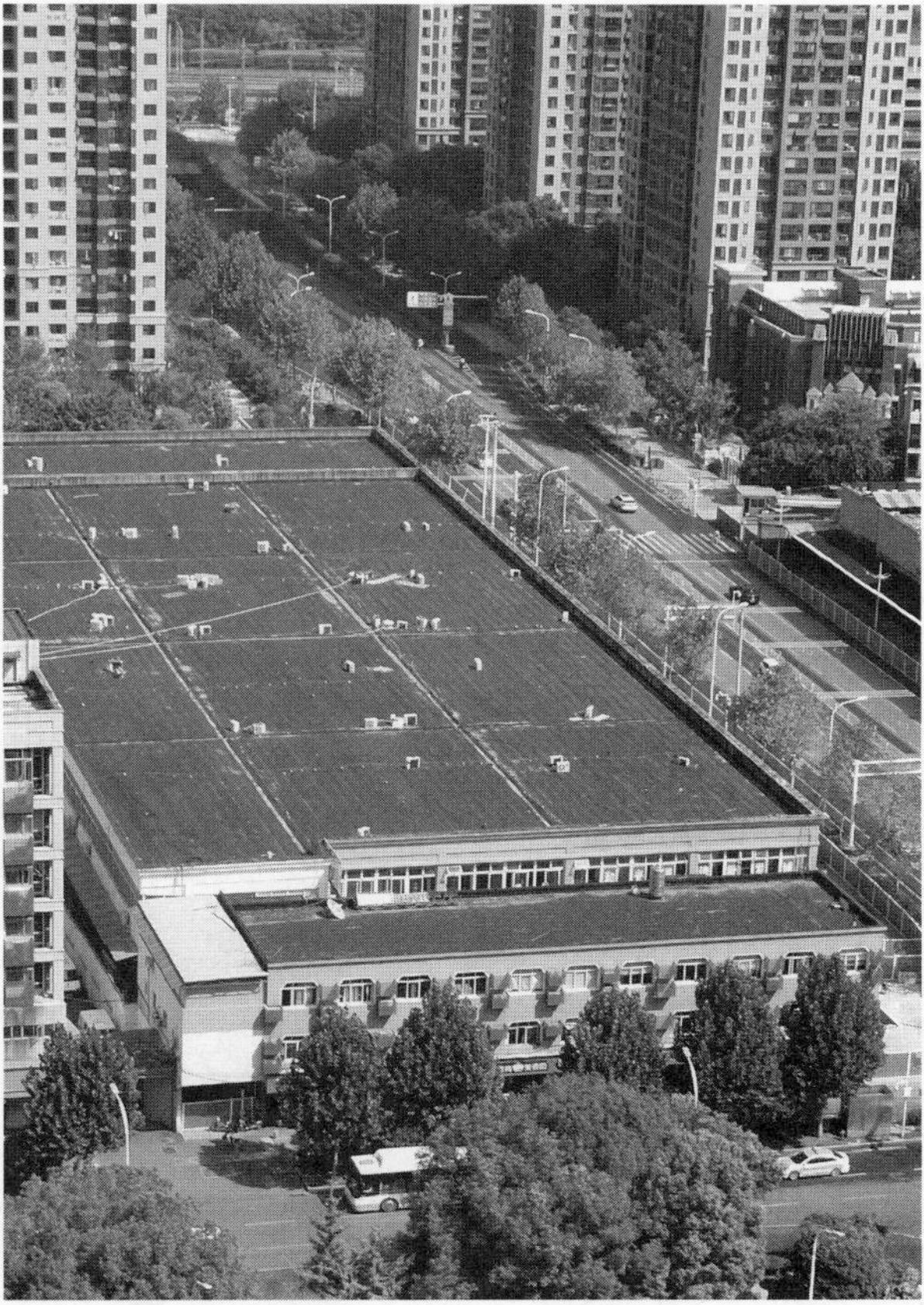

中国武漢市の華南海鮮卸売市場（中央）。新型コロナウイルスによるパンデミックの震源地となった（2020年8月29日、写真：産経新聞社）

か59人だった。

一方、中国の保健当局はこの時、「新たな症例は見つかっておらず、ヒトからヒトへの感染も確認されていない」と説明し、これ以上広がらないと楽観的な見通しを示した。武漢では「感染は食い止められた」として、人々はマスクを外し、海鮮市場の近くまで行くことも可能だった。

相次ぐ口封じ

当局は、感染者を診察した医師に対し口止めをした。1月15日には2人目の死亡。感染は無防備な市民の間で、日を追うごとに拡大していった。

同じ月の20日には中国政府の専門家が、「ヒトからヒトへの感染確認」と発表した。この発表が人々を驚かせた。マスクや消毒用のアルコールがスーパーや薬局から姿を消した。その後、連日大量の患者が発生し、武漢は恐怖の街となった。習近平国家主席から「断固として蔓延を抑えよ」との指示が下されたのは、この頃のことだ。

1月23日にはついに、武漢は封鎖されてしまう。中国中央テレビ（CCTV）が、ウェブサイトに突然「23日午前10時に武漢市の公共交通機関、地下鉄、大型バス、長距離バスの営業を停止する」と伝えた。さらに「特別な理由がない限り、市民は武漢を離れてはならない。武漢の空港や列車駅はしばらく閉鎖する。解除時間は改めて通知する」と掲載した。

公共交通機関が武装警察によって突然止められ、街と外部をつなぐ道路には軍人が立って、市外に人を出さないように目を光らせた。人権などお構いなしの中国だからこそできることだ。習近平主席が決断したとも伝えられる。

診療方針の変更で1日に1万5000人の患者発生

2月13日には、新たに確認された肺炎の患者数が前日に比べ1万4840人も増えた。いったい何が起きたのか。その理由は、検査内容の変更にあった。患者を、日本でも検査方法として広く使われている「PCR検査」や、外から観察していた。これでは時間がかかるため、コンピューター断層撮影（CT）検査を含めた「臨床診断」を導入し、新型肺炎の患者の数に組み入れたのだ。

それだけではない。公務員や教師が、身近に肺炎の症状の人がいないか徹底的に洗い出しを進めた。それまでは内々で処理し、時には隠蔽まで図っていたが、ついにウイルスとの「本格戦争」を始めざるを得なくなった。

市内に足止めを食らった市民は「封城、封口」（都市を封鎖し、市民の口も封鎖）と揶揄した。しかし、表だった抵抗はできず、家の中にいるしかなかった。

窓から「全部嘘だ」と叫んだ住民

一部の人は、毎日の生活を動画サイトのＹｏｕＴｕｂｅに投稿した。その中の1人、中国生まれで「ｋａｔｈｙ」と名乗る女性は、武漢封鎖以降、街の様子を連日投稿した。

彼女はドイツ人と結婚し、ドイツで生活していたが、中国の旧正月に合わせて帰国した。両親の住む武漢に戻ったところで感染拡大に遭い、市外に出られなくなった。私は彼女の動画をすべて見た。当局に対する批判はないが、武漢市民が厳しい統制下に置かれていたことがよく分かる。

1月25日、彼女は街に買い物に出る。スーパーに人影は少ないものの、品物は豊富にある。人々の表情も比較的明るいのが印象的だ。

彼女の動画には出てこないが、1月27日には、李克強《りこくきょう》首相が武漢市に入った。この日、中国国内の感染者は２８００人超、死者は82人と右肩上がりに増えていた。首都北京でも初めて１人の死亡が確認され、中国政府は早急な対応を迫られていた。

李首相は武漢の視察先の病院で、青い手術衣とマスクを着用し、第一線の医師らを激励してまわったが表情は険しい。新型コロナウイルスはますます拡大し、コントロールが利かなくなっていたからだ。

市内のスーパーにもマスク姿で足を運び、「商品の価格つり上げは法律で厳しく取り締まる」と強調してみせた。急増する感染者に対応する新病院の建設地も訪れた。

李首相は、「加油（頑張れ）、武漢」と叫び、「問題があったら言ってくれ」と大声で呼びかけたが、周囲にいた人たちは「没問題（何もない）」と応じた。

ウイルスへの有効な治療方法は見つからない。症状があってもすぐ診察してもらえない。外出も自由にできない。問題がないはずはないが、不満を口にした途端に拘束される危険性があり、黙っているしかなかった。

武漢市民の不満や不安の声は、李首相には伝わらなかったが、ネット上にはあふれた。中国の孫春蘭《そんしゅんらん》副首相が武漢市内を視察した際、住民がマンションの窓を開け、大声で「嘘だ、全部嘘だ」と訴えかける場面がSNSに流れ、当局が調査に乗り出したこともある。

不満の高まりを無視できなくなった中国共産党は、武漢市幹部の処分に乗り出した。トカゲの尻尾《しっぽ》切りは、中国のお家芸だ。規律問題を担当する共産党中央政法委員会は、同市の幹部６２０人を問責処分とした。

外出許可証なしには買い物もできない

ｋａｔｈｙの動画にもどろう。２月18日、彼女は両親の薬をもらうため、華中科技大学付属病院を訪れる。両親のかかりつけの病院だ。

薬を処方する病院の担当者は全身白の防護服に身を包み、手にもゴム手袋をしていた。ｋａｔｈｙの体温を測ったうえで病院の中に入れ、かぜ薬など2カ月分を渡した。こんなに多くの薬を出すのは、外出をしなくてすむようにする特例措置だ。

2月25日、動画は街に鳴り響く緊急車両の音から始まった。消防車のような赤い車両が高層住宅の間を走っていく。サイレンの乾いた音が、人気《ひとけ》のない高層ビル群に響き渡る。死を思わせる無機質な音だ。どこかで新たな患者が発生したのだろう。

この日彼女は苛立った様子で、父親とケンカしたと告白する。その後、気晴らしに部屋の中で大きな音で音楽を流した。3人が、諦めとも怒りともつかない表情で立ち上り、踊り続けるのが印象的だった。

そしてkathyはスーパーに行く。衛生管理が厳しくなっている。入口は1カ所に制限され、通行証のようなものを受付に渡して中に入る。これは「外出許可証」だ。

アパートあたり、ひと月に数枚配布されるという。入居者が順番に使って外出する。これがなければスーパーに入れず、買い物もできない。スーパー内の買い物客は、常時12人に制限されていた。混み合うと感染の危険があるからだ。レジでも他の人と間隔をあけて並ぶように指導されていた。

野菜は比較的たくさんある。当局が意図的に他の省から回しているらしい。しかし値段は上がるばかり。中国人が好む青物野菜の値段は、今回の騒ぎの前に比べ10倍に高騰した。

肉類はことごとく売り切れた。肉をさばく業者が、新型肺炎にかかり、仕事ができなくなった影響だ。kathyはその後も、両親の世話をしたいとして、ドイツ政府が派遣したチャーター機に乗らず武漢の様子を投稿し続けた。

武漢在住の作家、方方《ファンファン》は、武漢がロックダウンされた間の日記をネットに発表し、大きな反響を呼んだ。その内容は日本でも『武漢日記』（河出書房新社）という本になった。医療が崩壊し、多くの市民が自宅で亡くなったことや、中国政府が庶民ではなく、上役の顔色ばかり見て行動する実態を厳しく告発した。

もう一冊、日本で出版された『武漢封城日記』（潮出版社、郭晶《かくしょう》著）には、いつ終わるか分からないロックダウンで、精神的に不安定になり、家庭内暴力が増えた実状を伝えている。

学生寮を勝手に隔離病棟に

湖北省では2月の段階で、治療を受けている重症や重体の患者の数が合わせて1万人を超え、医療体制の拡充が課題となっていた。14カ所の臨時の医療施設を整備したほか、3万人余りの医療関係者を派遣したが、省内では依然として1800人余りが重体となっていた。

武漢体育センターなどを改造した臨時医療施設「方艙医院」は2月12日に患者受け入れを開始した。「医院」と言っても名ばかりだ。間仕切りもないところが多く、そこにベッドが並び、患者が横たわっている。トイレに行く時には、防護服に身を固めた看護師が患者の両脇を抱えて連れて行く。

武漢では、新型肺炎専門の「火神山《かしんざん》医院」が突貫工事で建設され、世界のメディアの注目を集めた。重症患者を中心に受け入れる病院で、パワーショベルが敷地を覆うように群がって土地を造成、わずか10日で完成した。簡易な造りではあるものの5万平方メートル、419もの個室があり、1000ベッドを備えている。

一方で、感染者に濃厚接触した人を隔離する施設の不足が深刻化した。武漢には大学が80以上ある。当然学生の寄宿舎も備わっている。基本的に小さな個室なので、隔離施設にはうってつけだ。当局は、部屋の中の荷物を窓から放り投げ、急ごしらえの隔離施設に模様替えした。

携帯電話を没収された医師たち

武漢の医療体制の現状を、身を挺して取材したのは調査報道を売り物とする雑誌や、民間のジャーナリストたちだった。特に注目を集めたのは、北京の弁護士で市民ジャーナリストを自認する陳秋実《ちんしゅうじつ》と武漢市民の方斌《ファンビン》の2人だ。

陳はツイッターなどに数十万人のフォロワーがいる有名人だ。香港の反政府デモも直接取材した。武漢は1月23日に封鎖が始まった。陳は武漢に入ることがで

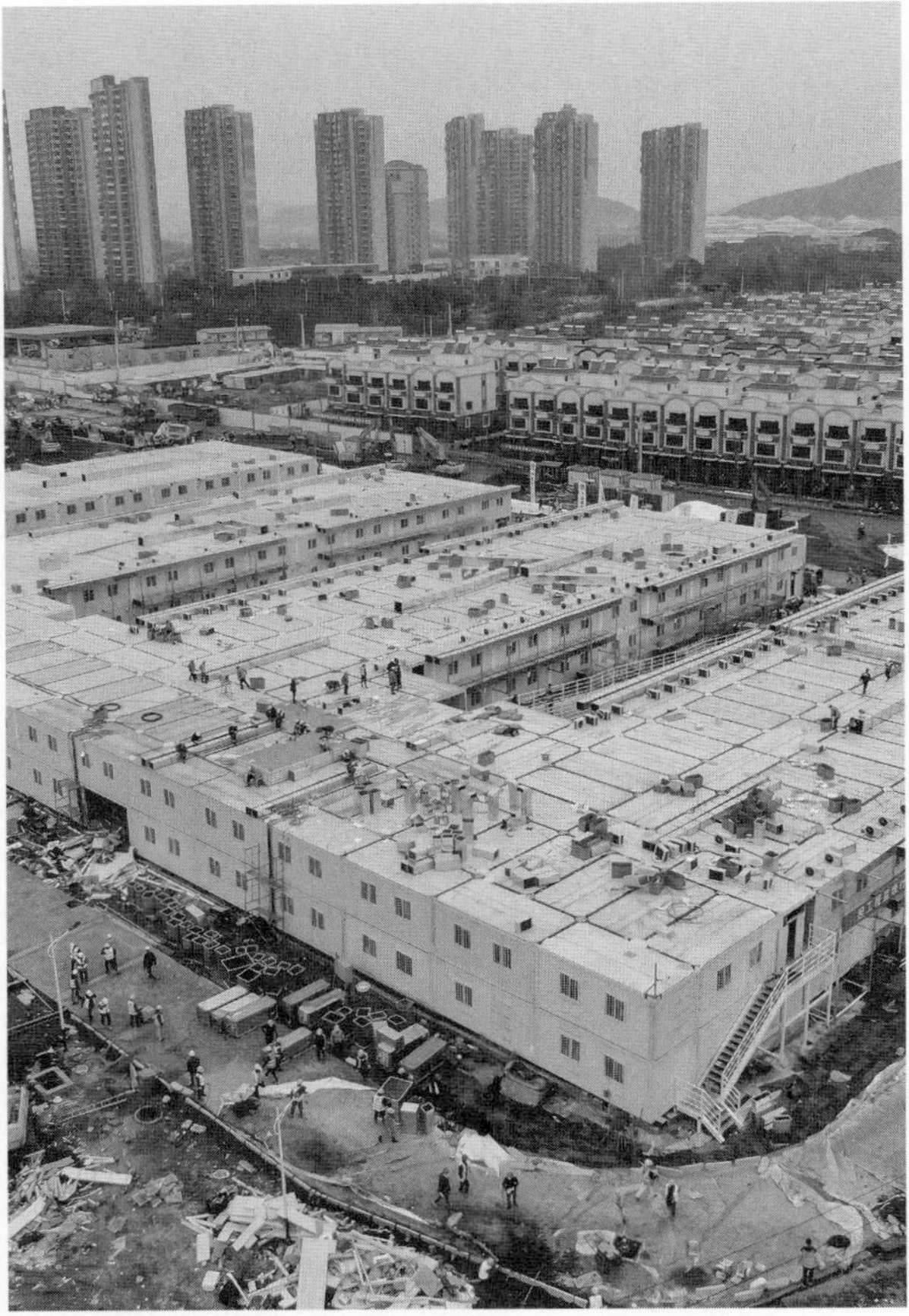

完成した火神山医院（写真：新華社／アフロ）

きる最後の電車に乗って滑り込みで市内に入った。

その時、投稿された動画の中で陳は、「私の責任は公民記者（市民ジャーナリスト）であること。記者として、災難が起きたら、まず現場に駆けつけなければ、どうして記者と言えるだろうか？」と話している。まさに背水の陣の取材だった。

彼の最後の投稿となった動画は狭い部屋の中で、ランニングシャツ姿の陳が武漢で病院とスーパーで取材した内容を語っている。1月29日に訪問した第5病院は、多くの医師が感染していると噂されていた。

陳は、「医師たちに話が聞けなかった」と率直に認めた。彼らは忙しくしており、とても話ができる状態ではなかった。陳によれば、医師たちは携帯電話を没収され、中国政府から病院内の事情を外部に話すなと言われていたという。

陳はこの病院の青い防護服を着た看護師の女性が、自分の病状を激しく訴えている場面を撮影した。「自分はもう6日間も咳が出ているのに診察もしてもらえない。ずっと家に帰ることもできずに仕事をしているんだ」。女性はそう言って駐車場に座り込み、同僚に慰められていた。病気の症状が出ても助けてもらえず、手遅れになる人が続出しているのだろう。病院は通路にもベッドが並べられ、建物の外で点滴を受ける患者もいた。

「ここで死んで殉職者になる」と病院建設作業員たち

その後、突貫工事で建設されていた火神山医院に行った陳は、建設作業員たちと言葉を交わした。作業員たちは24時間、3シフトの交代制で工事に当たっていた。

工事の管理者の1人は「休みが取れない」とこぼした。目は赤く、声が枯れていた。彼は「ここで死んで殉職者になるつもりだ。武漢のために死ぬなら本望だ。何でも見てくれ」と、陳に話した。現場は泥だらけで多くの車が行き来し、重機も多く危険だった。

彼が撮影した動画は、病院の中で、車いすに座ったまま首をうなだれ死亡した高齢者を映し出した。顔は白くなっている。娘とみられるマスク姿の中年女性は「もう亡くなった。車がなく病院に来るのが遅れた」と短く話した。家族に連絡するためか、携帯でメッセージを送っていた。病院の中で治療を待っていたが、受けられないまま息を引き取ってしまったようだ。

隠蔽された医療崩壊の現実

新型コロナウイルスによる感染者は中国全土に広がったが、犠牲者は武漢に集中していた。特に感染初期に目立った。2月3日の段階で湖北省武漢市の死亡者数は全国の死者の74％を占めていた（国家衛生健康委員会）。感染者数に対する死亡者数の割合である「致死率」でも、武漢市は4・9％で全国平均の2・1％を大きく上回っていた。湖北省を除いたほかの省の致死率はわずか0・16％だ。これは、武漢での急速な感染拡大で医療体制が崩壊し、重症の患者を救えなかったからだ。この現実は陳の動画に如実に記録されていた。

動画の最後で陳は悲壮な表情でこう語った。

「私は怖い。前には病原菌、後ろには中国当局の権力。しかし私は命がある限り、自分が見たこと、聞いたことを伝え続ける。私は死を恐れてはいない」、「私がお前たちを怖がっているとでも思うか、共産党！」

陳はこの約26分の動画を公開したあと、当局に拘束された。もう1人の方斌もYouTubeへの投稿がなくなり、消息が途絶えている。報道によれば陳はウイルスに感染したとして強制隔離され、方は公安当局に拘束されている。いまも消息は不明だ。

こういう市民ジャーナリストがいなくなれば、武漢の現状は隠蔽され、新型コロナウイルスに勝ったという当局に都合のいい宣伝だけが伝えられるに違いない。

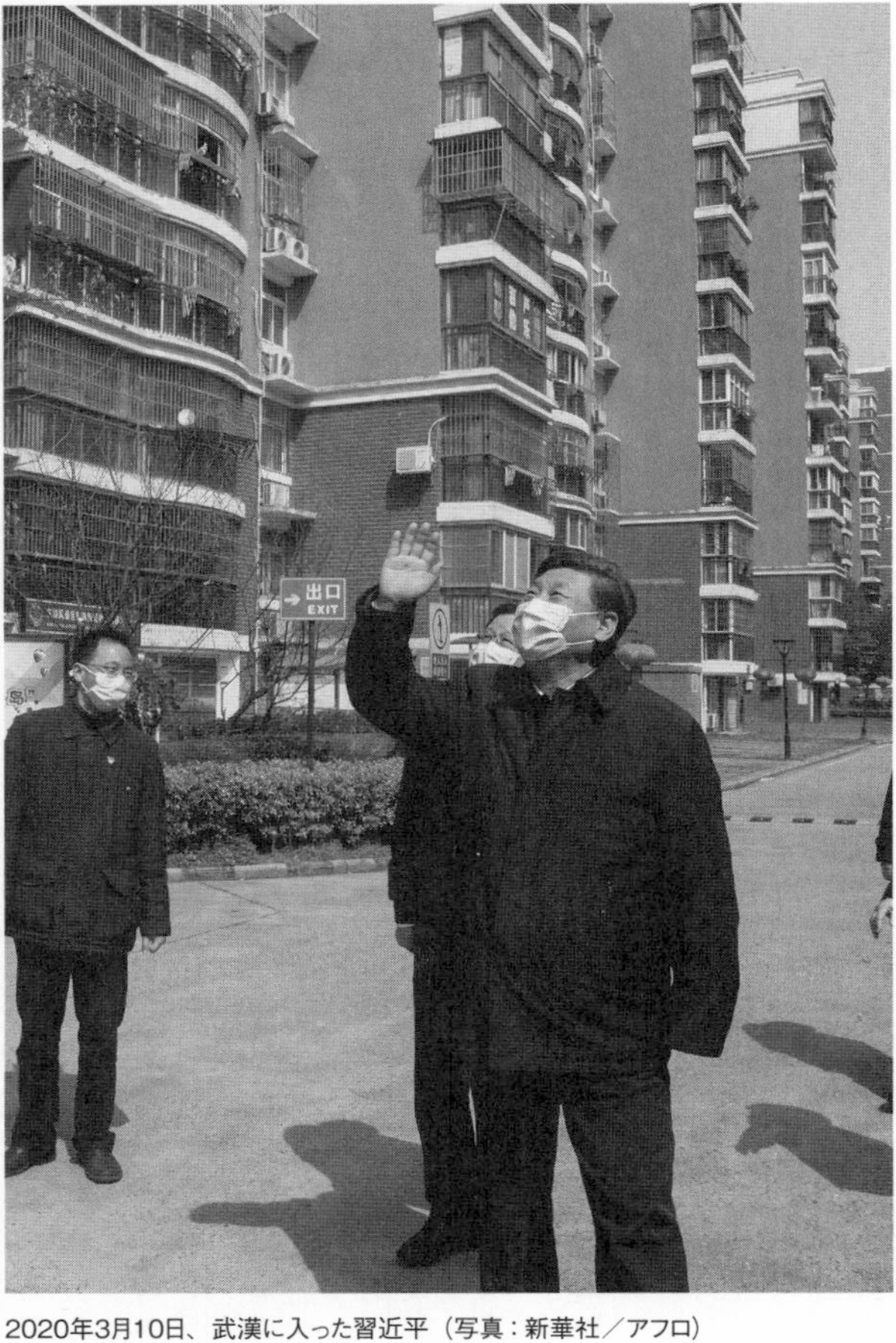

2020年3月10日、武漢に入った習近平（写真：新華社／アフロ）

実際、中国メディアは「中国政府はよくやっている。世界は感謝すべきだ」「医師や看護師は英雄だ」といった当局に都合のいいものばかりが目に付く。

習近平主席が武漢入りしたのは２０２０年３月10日のこと。これに合わせ、武漢の体育館などを改装して約１万２０００人の患者を収容した「臨時病院」がすべて閉鎖された。外資系の工場が再稼働を始めた。新型コロナウイルス騒ぎが起きて３カ月近くが過ぎていた。４月８日には２カ月半のロックダウンが解除され、武漢は急速に元の姿を取り戻した。

（了）

武漢ウイルス研究所の「生物兵器開発説」の疑いは晴れない

米国が指摘する新型コロナウイルス発生の場所が武漢ウイルス研究所だ。WHOの調査団が注目する施設でもあった。その内実とは。

五味洋治（東京新聞論説委員）

武漢ウイルス研究所のナゾ

新型コロナウイルスが初めて人に感染したとされる武漢の華南海鮮市場から10キロほど離れた場所に、その建物はある。周囲を木や池に囲まれ、玄関の前には丸い植え込みもある。大学と言われても通用しそうだが、実は、世界から注目を浴びている研究所だ。

ここに2021年2月3日、世界保健機関（WHO）調査団が入った。米国は、この研究所が新型コロナの発生源の可能性があると指摘しており、調査の焦点のひとつだった。

研究所側は当然、関連を否定した。調査団は9日、武漢ウイルス研究所からウイルスが漏洩した可能性は極めて低いとの見解を示したが、もちろん証拠など残っているはずがない。疑惑は消えるどころか、くすぶり続けている

研究所の名前は、中国科学院傘下「武漢ウイルス研究所」。中国語の正式名称は「武漢病毒研究所」と何やら恐ろしげだが、立派な公的機関だ。新型コロナウイルスは武漢の海鮮市場から発生したというのが定説になっている。ところがネット社会では、この建物こそ感染源だと名指しされた。

中国科学院は中国最高レベルの自然科学・ハイテク総合研究センターだ。北京、瀋陽、長春、上海、南京などに分院があり、それぞれが独自の研究を行っている。

その中国科学院に所属する武漢ウイルス研究所は、中国で唯一のバイオセーフティーレベルP4（BSL4とも言う）の実験施設を有している。P4とは危険度が最も高い病原体を扱えるレベルを表す。治療方法が知られていない病原体やワクチンを専門としている。ウイルス研究で先行するフランスの協力を得て設立された。2016年のデータだが、研究所には266人が働き、8割が博士号か修士号を持っているという。中国が誇るウイルス研究の最先端施設と言っていい

だろう。

「0号患者」は誰だったのか

新型コロナウイルスへの対策として最も重要なのは、最初の患者を特定し、どういう経路で感染したかを確認することだ。感染源が特定できれば、流行を抑えるための対策も立てることができる。ウイルスに対抗するワクチンの開発も進むことになる。

これまでは、2019年の12月8日（11月17日という説もある）に発症した人が「0号患者（最初の患者）」だとされてきた。この人は持病があり、肺炎も重なって重篤な状態だった。ただ、「自分は病状が重かったため、武漢の市場には行っていない」と証言している。患者の家族もその後肺炎にかかったが、市場に行ったことはないと話している。

いずれも中国側の発表であり、どこまで正確か分からないものの、これらの証言から中国の保健当局は、「武漢の市場は、新型コロナウイルス拡散の原因のひとつ」だと微妙な表現をするようになった。

中国政府の専門家チームのトップで、武漢にも入った鐘南山《チョンナンシャン》は「感染は最初に中国で発生したが、ウイルス発生源が中国とは限らない」と発言し、波紋を広げた。「中国免罪」発言は彼だけではない。

中国外務省の趙立堅《ちょうりつけん》副報道局長は「米軍が新型コロナの流行を武漢に持ち込んだのかもしれない。透明性を向上させ、データを公表すべきだ。米国は中国に説明する義務がある」とツイートし、物議をかもした。中国はむしろ被害者だと言いたいようだ。中国での発生を示すはっきりした証拠がないことで、強気に出ているのだろうが、国際的にはとても通用しないだろう。

研究所からの漏出をめぐる3つの噂

現在（2020年3月現在）、中国版Googleに当たる検索サイト「百度《バイドゥ》」で「武漢病毒研究所」と検索すると、この研究所をめぐる数々の噂が出てくる。中国では、当局に都合の悪いネット情報は、専門の担当官がチェックして消してしまうが、削除が追いつかないか、あまりにも幅広く流布しているので、そのままにされているのだろう。噂は少なくとも3つある。

最初のものは、「本当の0号患者」はウイルス研究所の研究員だったというものだ。ネット上で名前を挙げられているのは、黄燕玲《ファンイエンリン》という女性研究員。噂の中身について、ドイツの公共放送、ドイチェ・ヴェレ（中国語版）が2020年2月17日付で伝えている。

それによれば、黄は武漢のウイルス研究所で実験中に新型コロナウイルスに感染して死亡した。遺体は火葬されたが、その時火葬場にいた職員が感染し広まった。ウイルス研究所のホームページには所属する研究者の顔写真と英文の簡単なプロフィールが紹介されており、黄の名前もある。ところが、黄のページにアクセスすると白紙状態で、何も見えない。情報を隠そうとしているとの見方もある。

黄の指導教官で、同じ研究所に勤務する危宏平という人物が、ネットを通じ突然「黄燕玲は、2015年にこの研究所で修士号を取ったあと、一貫して別の場所で働いている。今も元気だ。噂は間違い」と主張した。

しかし、ここまで新型コロナウイルス感染が拡大しながら、黄は姿を見せていない。表に出てこられない理由があるのか、または噂は本当で亡くなっているのか。黄をめぐるミステリーは未解決のままだ。

コウモリ研究のメッカの「発見」とは

研究所をめぐっての、2つ目の噂は「疑惑」と言っていいレベルだ。当初、新型コロナウイルスは、コウモリを介して人に感染したとの説が有力だった。コウモリは、南部の広州では広く食べられているが、武漢では食べる習慣はない。武漢ウイルス研究所は、そのコウモリを集中的に研究する「コウモリ研究所」だったのだ。

ＳＡＲＳもコロナウイルスによる病気で、２００２年から大流行した。ヒトからヒトへと感染することが確認されている。武漢のウイルス研究所の実験室のチームは、流行が収束した後も、ＳＡＲＳウイルスの研究を粘り強く続けた。遂に２０１７年、複数のコウモリを起源とするコロナウイルスが変異し、ＳＡＲＳウイルスとなったことが分かったと発表し、大きく報道された。

このチームのリーダーはＢＳＬ４実験室副主任の女性研究者、石正麗《シージェンリー》だ。１９６４年生まれなので、まだ50代半ば。武漢大学で学んだ後、武漢ウイルス研究所を修了し、修士号を取得した。フランスにわたって博士の学位を取得したあと、古巣の武漢ウイルス研究所に戻り、研究員に就任した。写真を見るとなかなか気の強そうな顔立ちをしている。

一時動静が伝えられなくなり、海外に逃亡したとの噂が広がったが、中国に留まっており、ＷＨＯの調査団にも対応していた。

バット・ウーマンが発見したウイルスの正体

現在は武漢ウイルス研究所の「新興感染症研究センター」で主任を務め中国科学院での要職を兼ねている。まさにウイルス研究の第一人者と言える。「コウモリ女傑（蝙蝠女俠）」「バット・ウーマン（こうもり女）」とのあだ名もある。

石正麗が率いるチームは2020年1月23日、今大流行している新型コロナウイルスについて新しい発見をした。生物学の論文を正式な手順を踏む前に登録できる「ｂｉｏＲｘｉｖ」というサイトに「新型コロナウイルスの発見とそのコウモリ起源である可能性」と題する文書として発表、その中に盛り込まれていた。

新型コロナウイルスと特定のコウモリのコロナウイルスの遺伝子配列が96％の高確率で一致すると指摘する内容だった。これが思わぬ波紋を呼び起こし、武漢ウイルス研究所に疑惑の目が集中することになった。「似ているのは当たり前、研究所から漏れ出したものだからだ」……というわけだ。

同じタイミングでインドの学者が、武漢で見つかった新型コロナウイルスは人為的に作られたとする論文（後に撤回された）を発表したため、噂に拍車がかかった。ネット上で湧き上がる研究所への疑惑に、石は自身のＳＮＳにこう怒りを込めた投稿をした。この投稿の文章が、中国のネット上に広く拡散している。

その投稿は「拡散希望」という書き出しで始まっている。

「新型コロナウイルスは大自然が人類の愚かな生活習慣に与えた罰だ。私、石正麗は自分の命をかけて保証する。実験施設とは関係がない。不良メディアのデマを信じて拡散する人間。信頼できないインド人の、いわゆる学術的な分析を信じる人に忠告する。お前たちのくさい口を閉じろ。すでにインド人は論文を撤回し、批判を受けると話している」

「くさい口」という表現から激しい怒りが伝わる。しかし、疑惑の火は消えていない。

研究所職員による実名告白

最後の噂。これもミステリアスな出来事である。この一部始終も、中国のgoogleである、「百度」で検索すれば簡単に見つかる。それは陳全姣という人の「実名告白」だ。女性で、ネット上には彼女の写真も流れている。メガネをかけ、真面目そうな人だ。

中国の人気SNS「微博」上に、自分の身分証明書の番号を晒したうえ、自分は武漢のウイルス研究所の研究員本人だと名乗りを上げた。

そのうえで、ウイルス研究所の女性所長、王延軼《おうえんいつ》の実名を出し、「王は医学的知識が全くない」「北京大学から招いた研究者にべったりだ」とこきおろした。さらに、実験で使った動物を武漢の海鮮市場に売りさばいていたと衝撃の暴露をした。

当然大騒ぎになった。研究所には危険なウイルスが保管され、ネズミやウサギなどの実験動物が飼われている。一般の人が出入りする市場で、そのウイルスを植えつけられ、病気になって死んだ動物の肉が売られていたとすれば大問題だ。

この噂については反論も少なくない。厳しい管理が義務付けられているウイルス研究所から、実験動物を持ち出すのは不可能であり、悪質なデマに過ぎないというものだ。ところがしばらくして、この事件はおかしな展開を見せる。書き込みをしたとされる陳全姣が、SNS上で、この書き込みは自分ではない、身分証の番号は自分のものだが、他人が勝手に書き込んだと主張したのだ。何が真実なのか。研究所の中は、噂と批判が渦巻き、混乱しているようだ。

研究所側も座視できなくなってきた。ホームページ上に、わざわざ「デマが出回っている」との注意を掲示した。さらに「新型コロナウイルスが、研究所から漏れ出したという噂があるが、米国の専門家も否定している」と付け加えた。中国という透明度の低い国が、本格的なウイルス研究をしていること自体、危険なのは間違いない。

米国も注目する中国の生物兵器開発

研究所の幹部や、中国外務省がいくら否定しても、疑惑はいっこうに収まらないのには理由がある。米国と中国は、もともと相手国が危険な生物・化学兵器を開発していると疑い合っている。

米国は第二次世界大戦中、実際に生物兵器を開発していた。使用してもすぐには効果が現れず、知らないうちに自国の兵士に感染する可能性がある。想定よりも長く地域を汚染する危険性もある。とても使用が難しい兵器だった。それにもかかわらず、米国は戦後も生物兵器の備蓄と開発を続けた。

1969年、米国は生物兵器開発プログラムを廃止し、生物兵器禁止条約（BWC）という国際条約の実現に努力した。使用できない兵器に効果はなく、抑止力にもならないと判断したからだ。この条約は、生物兵器および毒素兵器の開発、生産、貯蔵を禁止し、現有兵器は9カ月以内に廃棄することを定め、75年に発効している。ただ、条約には罰則や違反行為を調査するための検証規定などがない。

中国は、第二次世界大戦中、自国内で旧日本陸軍の細菌研究機関731部隊が活動していたことを知り、生物兵器への対応の必要性を痛感した。1951年8月、周恩来首相は、生物兵器を含む「戦時中の特殊兵器」に対する生物防御の研究を行うために、軍事医科学アカデミー（AMMS）を設立した。

中国は核保有国となったため、あえて危険な生物兵器を開発する必要はなくなっている。AMMSは感染症対策の薬やワクチンを開発する組織に模様替えした。中国はBWCにも加入している。

しかし、米国政府は、中国が「BWCへの加盟前に開発された技術に基づいた攻撃的な生物戦能力」を持ち続けていると主張している。関連する報告書も公表し、中国に疑いの目を向けている。

国際機関支配を拡大する中国

野生動物の飼育と販売、原因不明の病気の拡大という悪循環を繰り返す中国がなかなか懲りないのは、国際機関に大きな影響力を持っていることもある。

世界には20の国連の専門機関がある。このうち4つで中国がトップの座を得ている。経済的な結びつきを強めるアフリカ諸国などの支持を得て、選挙で正式に選出されている。

国連の専門機関のトップに就いた最初の中国人は、２００７年に世界保健機関（ＷＨＯ）の事務局長となったマーガレット・チャンだった。その後、国連工業開発機構（ＵＮＩＤＯ）、国際電気通信連合（ＩＴＵ）、国際民間航空機関（ＩＣＡＯ）、国連食糧農業機関（ＦＡＯ）の事務局長の座を手にした。

ＷＨＯの事務局長は、エチオピア出身のテドロスに交替しているが、中国びいきはむしろひどくなっている。中国と政治的に対立する台湾を、ＷＨＯから排除している。新型コロナウイルスにともなう緊急会合にも台湾を招いていない。

ＷＨＯの中国への対応にも数多くの問題が指摘されている。２０２０年1月22日・23日にはスイス・ジュネーブで緊急委員会を開き、「国際的に懸念される公衆衛生上の緊急事態」の宣言を見送ることを決めた。ヒトからヒトへの感染は中国で家族内と医療関係者に限定されており、世界的な脅威と指定するには時期尚早と判断した。渡航や貿易の制限も、この時点で勧告しなかった。

ところが、同じ23日には、最も感染が激しかった武漢は事実上の封鎖措置が始まった。27日に中国政府は、海外への団体旅行を禁止した。事態はどんどん悪化していた。

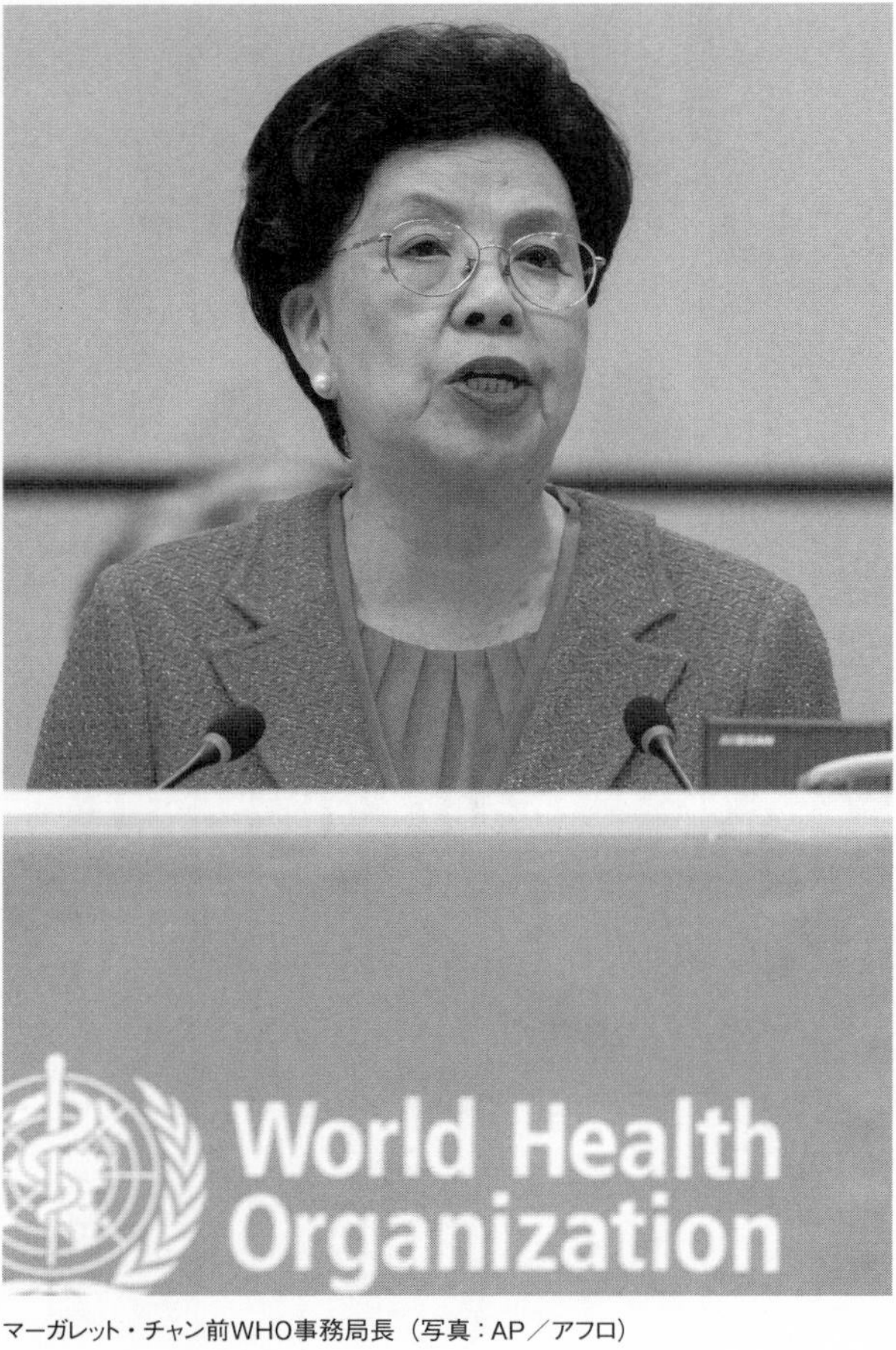

マーガレット・チャン前WHO事務局長（写真：AP／アフロ）

WHO事務局長は中国の操り人形

そんな騒ぎの中の同年1月28日、テドロス事務局長が中国を訪問し、習近平国家主席と会談した。

テドロスは「中国政府が打ち出している政治的決心は尊敬に値する。習近平自身が自ら率先して予防対策と治療に関する指揮を行い、国を挙げて全力を注いでいるその姿は絶賛に値する。中国人民を守るだけでなく世界人民をも守ろうとするその姿勢に、ＷＨＯ事務局長として感謝する。ＷＨＯは科学と事実に基づき判断を下し、過度な反応には反対する」。

このようにテドロス事務局長は、新型コロナウイルスを世界に拡散させた中国を「尊敬し、絶賛し、感謝する」と言ってはばからない。

感染者の拡大に伴い、ＷＨＯは1月30日、再び緊急会議を開いた。テドロス事務局長は「国際的に懸念される公衆衛生上の緊急事態」と宣言した。中国以外にも感染が広がり始めた事態を重く見て、感染拡大防止には国際的な協力態勢が必要と判断した。それでもなお、テドロス事務局長は記者会見で次のように述べた。

1．ＷＨＯは新型肺炎の発生を制御する中国の能力に自信を持っている。

2．中国への渡航や交易を制限する理由は見当たらない。

3．しかし医療体制の整備が遅れている国への感染拡大防止を支援しなければならない。

WHOが緊急事態宣言を出した場合、発生源となった国への渡航制限や物流の規制を設けて感染の拡大を防ぐのが普通だ。しかしテドロス事務局長はこの段階になっても中国を擁護した。これでは「中国の操り人形」と言われても仕方あるまい。

2月12日、新型コロナウイルスに関するフォーラムのあとで開かれた記者会見で、テドロス事務局長は記者から手厳しい質問を受けた。「あなたはなぜ、何度も中国をほめるのか。そうするよう中国から求められているのか」

少し顔をしかめたテドロスは「中国は記録的な速度でウイルスを分離し、DNAシーケンシング（遺伝情報公開）を進めるとともに、直ちにWHOとも共有した。これは他の国々がウイルス検査ツールを開発するのに役立った。もしも検査ツールがなければ、感染症例が軽視され、感染が拡大したかもしれない」。

3月11日に開かれたスイスでの記者会見で、テドロス事務局長は、今回の流行について「パンデミック（世界的流行）と言える」と述べ、世界的な大流行になったとの認識を示した。その根拠について「過去の2週間で中国以外での感染者

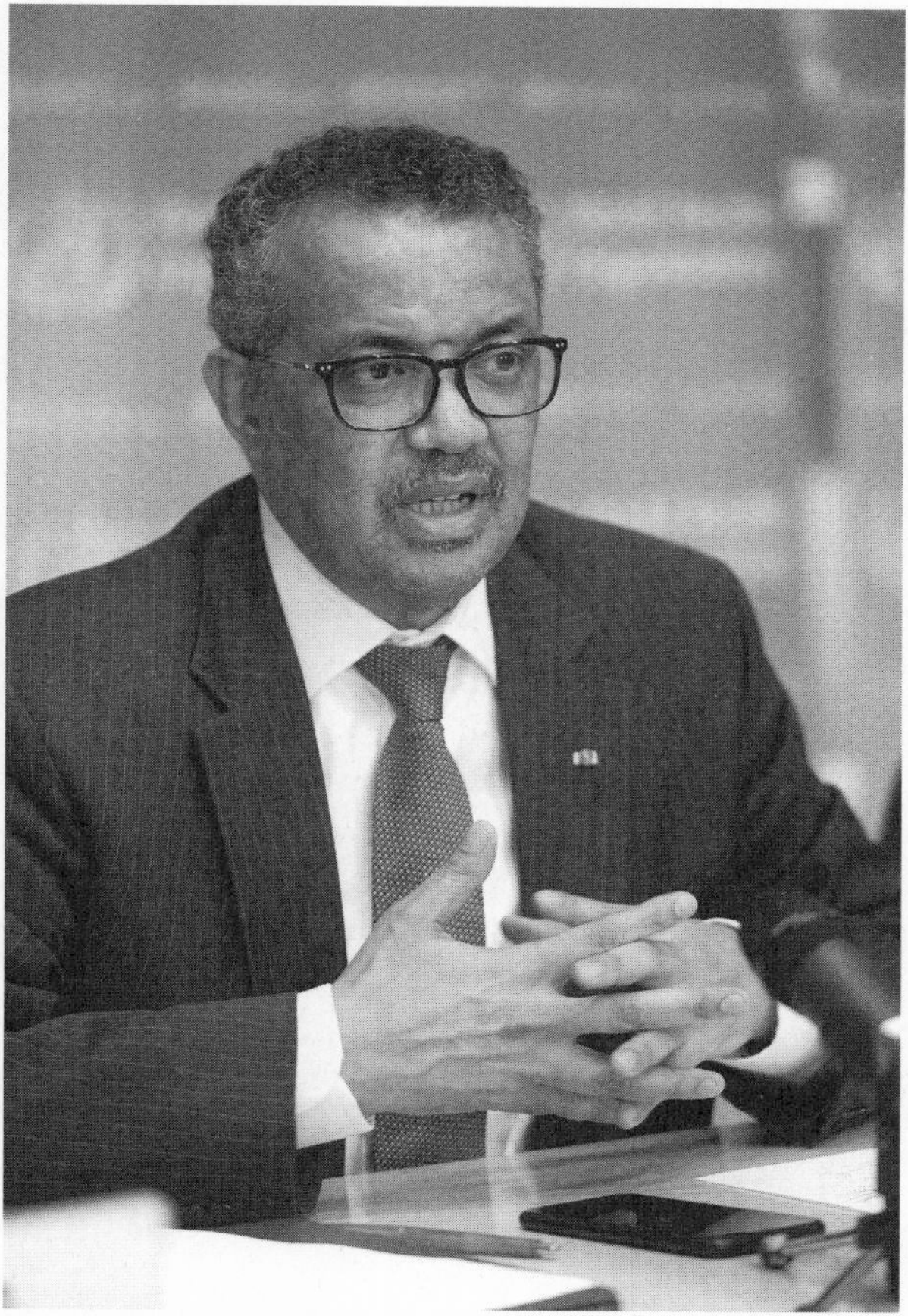

テドロス現WHO事務局長（提供：Christopher Black/WHO/ロイター /アフロ）

数が13倍に増え、国の数も3倍になった。今後、数日、数週間後には感染者数と死者数、そして感染が確認される国の数は、さらに増える」と説明。各国に対して、予防の徹底を呼びかけた。しかし、感染が世界に広がったのはＷＨＯの鈍い対応が、大きな原因だった。

WHO、エチオピアと中国の蜜月関係

テドロス事務局長の中国寄りの背景には、中国がＷＨＯへの拠出金を増やしていることがある。２０２０年４月、ＷＨＯへの資金拠出を３０００万ドル（約32億円）上乗せすると発表している。最も拠出金の多いのは米国だ。しかし米国は、ことあるごとにＷＨＯの運営を批判する。トランプ時代には脱退まで宣言した（バイデン政権はＷＨＯからの脱退を撤回、2億ドル以上の拠出を表明した）。中国は米国とは違い、信頼できるパートナーなのだ。

さらに中国とエチオピアの蜜月関係も大きい。人口１億１２００万人とアフリカ大陸ではナイジェリアに次いで人口が多い。過去10年間連続で約10％の経済成長率を達成、２０１４年の経済成長率は10・３％で世界1位を記録した。テドロスはエチオピアの出身で、保健相や外相を歴任した人物だ。こういった人物は中

国との関係を十分理解している。

「一帯一路」は中国が提唱する巨大経済圏構想の名前だ。アジアからヨーロッパ、アフリカを網羅する現代版シルクロードであり、大きなビジネスチャンスにもなり、安全保障上の脅威にもなりうる。

エチオピアは、この構想に積極的に参加している。アハメド首相は２０１８年9月に北京で開かれた「第7回中国・アフリカ協力フォーラム」に参加し、習主席と会談した。この会談を機会に中国は、エチオピアが２０１８年末までに支払うべき中国への債務の利子を帳消しにした。

借金棒引きの代わりということだ。アハメド首相は中国による、エチオピアへの巨額な投資計画や食糧支援計画に同意した。この中には工業団地16カ所の送配電施設の整備、鉄道敷設と国内複数都市への電力供給計画などが含まれる。新型コロナウイルス問題の行方は、まだはっきりしないが、ＷＨＯのテドロス事務局長が中国に厳しく対応することは、今後もないだろう。

（了）

衛生リテラシーなき大国の恐怖
まだまだ続く不衛生国家・中国の現状

今回の新型コロナウイルスをはじめ、SARS、鳥インフルエンザなど、さまざまなウイルスを生み出す中国。その衛生事情をレポートする。

奥窪優木（フリージャーナリスト）

泥水に浸かった魚の「華南海鮮批発市場」

薄暗い水浸しの路地を、滑ってこけないよう、また靴が濡れてしまわないように注意しながら歩いていた。黒い泥や何物かの朱色の鮮血でマーブル状となったその液体が直接肌に触れることだけは絶対に避けたかった。

しかし、その路地に面した魚屋では、売り物の大型の淡水魚が、何匹も水浸しの路面に直《じか》に寝かされているのだった。それらのうちの数匹を、買い付け人風の男性がひきずるようにして、傍らにあった三輪車の荷台に投げ入れた。

通りには、いたるところに「野味」と書かれた看板を掲げた店舗がある。ある店には、大型のねずみかイタチのような齧歯《げっし》類の動物が、ガラス張りの水槽の中にぎゅうぎゅうに押し込まれていた。「蛇」と書かれた店舗もあり、その軒先に置かれた網かごの中では、青黒いヘビが数十匹うねっていた。

別の店舗にはカメがいた。スッポンやミドリガメ、カミツキガメのようなものまで、地方の動物園よりは種類がいそうなくらいだ。

またその隣の店では、切断されたばかりと見えるワニの頭部も置かれていた。

これが、世界を混乱の渦に巻き込んだ新型コロナウイルスの感染源ともいわれている、「華南海鮮批発市場」東区の内部の様子だ。筆者は今（２０２０年3月）から2年半ほど前、この市場を偶然訪れていた。

多くの報道では、「華南海鮮批発市場」と一言で呼ばれているが、同市場は新華路という道を挟んで、西区と東区に分かれている。西区は、東西50～60メートル、南北に１００～１２０メートルほどのエリアの内部に、車も通ることができる広々としたアーケードが設けられた道が十字にクロスしている。その十字の道沿いに生きたカニやエビ、冷凍の魚や干物などといった海産物のほか、ザリガニ、淡水魚、食用ガエルの店が並んでいた。

東区のほうは、新華路に面した市場の外周に活気があった。そこには、海産物や淡水魚などを売る店に交じって畜肉を売る店が新華路に面して並んでおり、皮を剝がれた豚や羊が軒先に吊《つ》るされていた。歩いているだけで獣臭や血液の生臭い匂いが鼻をつくほどだ。吊るされた畜肉には大量のハエがたかっていたが、店の人はとくにそれを振り払う様子もなかった。

「狗肉《くにく》（犬肉）」や「驢《ろ》肉（ロバ肉）」といった文字も目にしたが、現物を陳列している店はないようだった。

「野味はないのか」と筆者はある店の店員に尋ねてみた。するとその店員は「市場の奥の通りに行け」と教えてくれたのだった。その案内に従ってたどり着いたのが、冒頭の路地だ。

ウイルス発生の温床となった野味ブーム

新型コロナウイルスの発生源についてはいまだ解明されていないが、初期の感染者41人のうち約6割が、この市場を訪れていたことが確認されている。

そうしたことから、当初はこの市場で食用として取引されていた野生動物から、ヒトに感染したとの見方が浮上した。コウモリが自然宿主とされ、ほかにもタケ

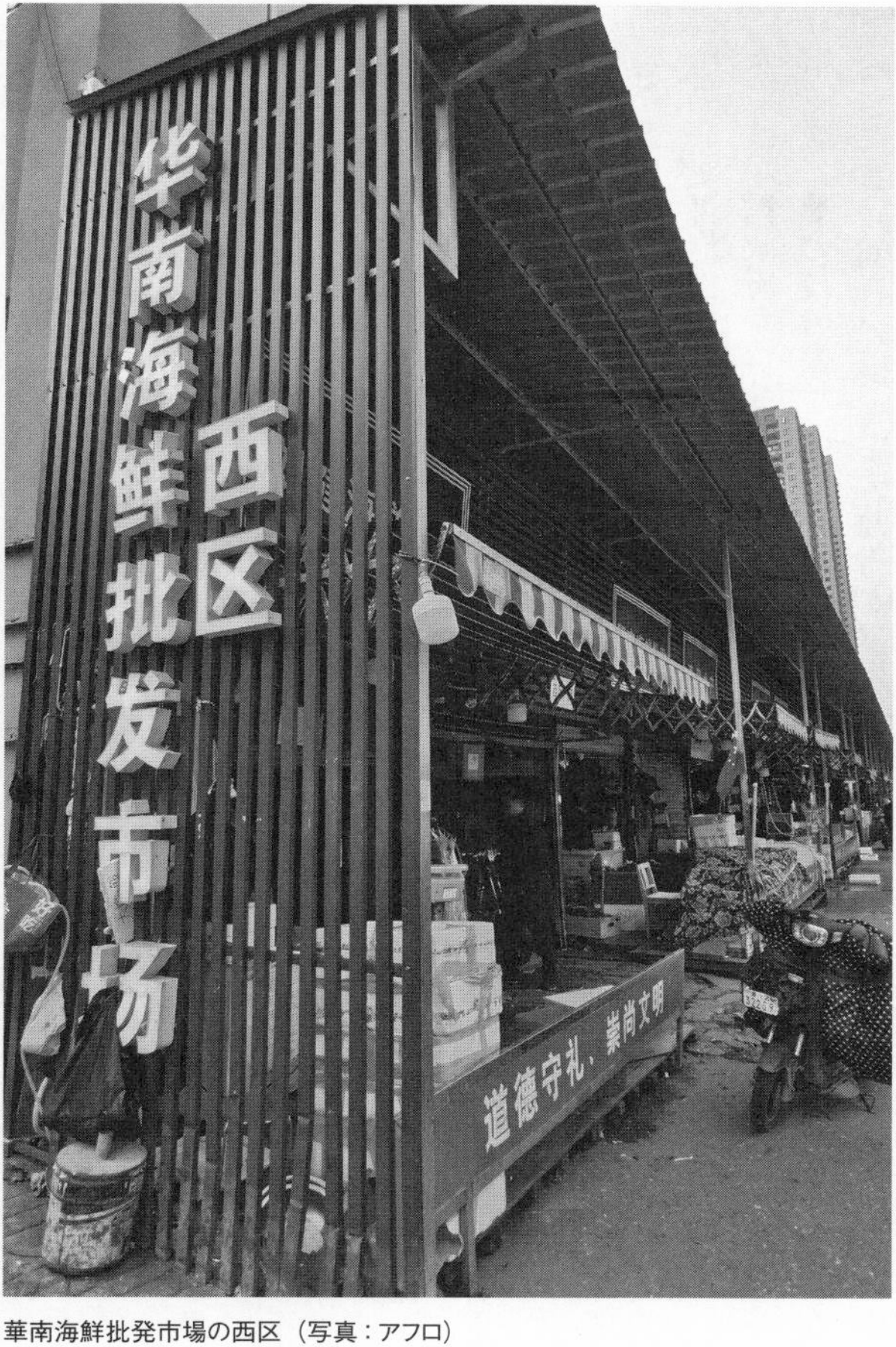

華南海鮮批発市場の西区（写真：アフロ）

ネズミやセンザンコウなどが中間宿主として有力視されているが、現在までのところ確たる証拠はない。

ちなみに中国におけるコウモリの食用については、中国の古書『本草綱目《ほんぞうこうもく》』にすでに記載がある。それによればコウモリの肉は、咳止めや胃から奥舌までの熱を下げる効果があるとされ、子供の発熱に対しても効能があるとされているのだ。

ただ、2020年1月18日の『新京報』は以下のように伝えている。

「新型コロナウイルスは、SARSと同じコウモリが自然宿主である可能性が高いが、コウモリと人間が直接接触する機会は少ないはずだ。香港大学公衆衛生学院副教授の朱華晨は、コウモリが保有していた病原体が、ほかの小型動物を介し人間に寄生したと判断している。（中略）一般的にコウモリが自然宿主として保有している病原体に、ヒトが直接感染することはないと考えられるが、他の野生動物などを介することで変異を起こし、人間に寄生できる病原体に変化し、人間に感染した可能性がある」

今では中国政府が「発生源は中国とは限らない」と主張し始めたため、コウモリ宿主説にその後の進歩はない。当時は多くの媒体が同様の説を報じていたのだ。

さらに2月24日には、中国政府が食用を目的とした野生動物全般の捕獲・取引・運搬などの全面禁止を決定していることからも、中国が野生動物に疑いをかけていたことは明らかだ。

野生動物の取引禁止は、このとき始まったわけではない。

そもそも中国では野生動物の食・捕獲・売買について、それぞれ「動物検疫法」「野生動物保護法」「動物検疫保護法」によってSARS以前から禁止されていた。それでもヘビやカメ、ハクビシン、ネズミ、センザンコウなどの、一部地域で伝統的に食されてきたり、特有の薬効があると信じられてきた野生動物は、半ば公然と取引が行われていた。

しかし、SARS禍のさなか、疑わしい感染経路としてコウモリのほかハクビシンなど、一部で食用にされていた野生動物の名前が挙がると、当局はこれらの法律の運用を厳格化。また、最初の症例が出た広東省では、野生動物を喫食することを禁止する「広東省愛国衛生工作条例」が施行された。

しかし、こうした法律はSARSのほとぼりが冷めるやすぐに形骸化してしまい、野生動物の取引が再開された。しかも、一部の中国人が食指をのばす野生動物は、以前のような伝統的食文化に基づくものや、薬効があると信じられるものばかりではなくなったという。

広東省在住15年の日本人男性が話す。

「北京五輪の前後あたりから、中国では空前のグルメブームが巻き起こりました。各地の郷土料理を紹介する番組や、グルメレビュー、そのブームは美食を追求するという方向ではなく、高いモノや珍しいモノを食べたらエライという方向に進んでいった。成金たちは『君はもう○○を食べたかね』などという会話をあちこちで交わしていました。当時は、『孔雀を食べた』とか『鶴の首を輪切りにした料理を食べた』という話も耳にしました。野味という言葉が一般的になったのもこのころです」

ちなみに、華中地方の中心都市にして、周囲を囲む野山では食材となる野生動物が豊富に手に入る武漢は、野味のメッカとして知る人ぞ知る都市だった。

大手ポータルサイト「捜狐《そうふ》」は2018年7月16日付けで、武漢の野味を提供する飲食店を特集した記事を配信している。以下に一例を挙げる。

・焼肉倶楽部（平均予算83元）

コラーゲン豊富なワニ肉の串焼きを提供するお店。牛肉より弾力があるワニ肉は噛めば噛むほどコラーゲンがあふれ出てくる。ワニ肉の串焼き一本で、5枚の美容パック、10本の豚足に勝るといわれている。

・竹之味（平均予算142元）

高タンパクで上質なハリネズミの肉を提供するお店。胃の調子を整え食欲を増加させてくれる。スープにして食すのが一般的。

・瓜瓜串（平均予算71元）

ウサギの頭部を味わうことができるお店。ウサギの頭部を開くと出てくる柔らかい肉はとても美味。麻辣や五香粉で味付けされたそれは最高の味。脳みそは芳醇でふわふわした食感で生臭さが全くない。

ちなみに筆者はこの中で、ワニとウサギは中国で食したことがある。広州市の飲食店で食べたワニ肉のグリルは鶏のササミのような淡泊な味で、パサパサしていたが臭くもなく悪くはなかった。ウサギ肉は獣臭が強烈だったが、旨かった。

こうした野味レストランに食材調達の場として利用されていた華南海鮮批発市場では、100種類を超える野生動物が売られていたという情報もある。

しかし、冒頭で記述したとおり、筆者が同市場を訪れた約2年前は、清潔とはいいがたい状況だった。こうしたずさんな衛生状態が、野生動物の流通の上流にも共通するとも考えられる。だとすれば、流通過程で自然宿主とされるコウモリから他の野生動物に伝染した可能性も考えられる。

野味の流通経路のずさんな衛生管理

筆者は過去に「食肉」の流通過程の衛生管理のずさんさを目の当たりにしたことがある。

中国人の悪食として名高い犬肉食を取材したときのことだ。野生動物ではない犬肉だが、中国では野味のひとつに含まれる。

筆者は5年ほど前、広西チワン族自治区玉林市の「犬肉祭り」を訪れたことがある。人口600万人弱の玉林市で、毎年夏至の日に合わせて行われるこの祭りでは、1万頭以上の犬が食い尽くされるという。

街の中心部にある庶民の台所、「洞口菜市」には、茹《ゆ》でられて毛をむしられ、変わり果てた姿の中型犬が並んでいた。それらの顔には、死を迎えた際の苦悶《くもん》のせいか、一様に歯を食いしばっているような表情が浮かんでいた。市場の四方八方からは、肉を買い求める人々の声と、それに応じて店主が振るう中華包丁が骨を断つ音が響いてくる。この地域では、犬肉は醤油で煮込み、鍋にして食べるのが一般的だという。

ちなみに犬肉食の習慣があるのは玉林市だけではない。同自治区ほか広東省や湖南省、福建省など華南地区を中心に、広く犬肉が消費されている。そんな中国固有の食文化でもある犬肉食だが、「野蛮だ」とか「残酷だ」などという、国内外からの批判の声に晒されている。浙江省金華市で600年の歴史を誇っていた犬肉祭りは、反対の声に押し切られ、2011年についに中止となっている。玉林市の犬肉祭りも、今は風前の灯火《ともしび》だと聞く。

こうした文化摩擦の問題の傍ら、懸念されるもうひとつの問題が、野良犬やペット用の犬が衛生検査を通過することなく、食肉として出回っているという事実だ。

現地で取材をしていた新聞記者がこんな話をしていた。

「華南では犬肉は大量に消費されているのに、不思議なことに私は食用犬の養殖場というのを見たことがない。養豚場や養鶏場のような施設があるはずなのに」

筆者は、玉林市の郊外にある食用犬市場も訪ねてみた。そこでは、大きさも毛の色もさまざまな犬がぎゅうぎゅうに押し込まれた鉄製の檻《おり》を路上に並べ、業者が「さあ、買った、買った」と声を上げていた。買い手がつくと、生きたまま引き渡す場合もあったが、その場で撲殺し、バーナーであぶって皮をはぐサービスを行っている業者もあった。

食用犬といえばチャウチャウが連想されるが、売られている犬は多くが雑種であるようだった。食用に養殖されているのなら、犬種にも統一性がありそうなものだが、犬肉はあくまで「野味」なのである。ちなみに中国では、犬の窃盗事件が今でも起きている。他人の飼い犬や路上の野良犬を連れて行ってしまうのだ。そして、その多くは食用にされるとみられている。こんな状態では、犬がどんな病原体を持っていようがお構いなしだ。

野生動物の流通経路も同様の衛生状態だったと仮定すれば、新型コロナウイルスの発生源が中国・武漢だったことには必然性があるといえるだろう。

トイレの後に手を洗う男性は皆無

さらにいえば、発生した新型コロナウイルスが爆発的に感染拡大したことは、中国人の衛生習慣に一因があったかもしれない。

「SARSの到来によって、我々の生活は20年前と変わっていないのではないのかと考えられる。自分の口の中に入れた箸で他人の料理をつまんだり、みんな自分の箸で同じ鍋をついたり、公共の場では遠くに友人がいればでかい声で挨拶したり、夏には肩を露出させ、満員電車は汗臭さがひどい。映画館ではタバコを吸い、臭い足を前の座席に投げ出したり、痰《たん》を吐き、果物の皮やゴミクズをその辺にポイ捨てする。子供やペットはその辺で大便小便する。公共のトイレを利用しても水を流さない。SARSは衛生の大切さを国民に伝えたのではないだろうか」

これはSARSが収束を迎えつつあった2003年6月に新華社が掲載したコラムだ。しかし、17年以上前にこう指摘された中国人の衛生観念の低さは、現在もさほど変わっていないといっていい。彼らの生活習慣は、ウイルスがその勢力を広げるのには好都合なことばかりである。

上海市在住の40代の日本人男性は話す。

「中国に住んで10年以上になりますが、公衆トイレでは男性が用を足した後に手を洗うのをほとんど見たことがない。そもそも、手を洗おうにも液体石鹸《せっけん》などは備えられていないし、洗った後に手を拭く紙ナプキンも置かれていませんから……。手を洗わないことよりも、公衆トイレの蛇口に触れるほうが不潔と考える人も少なくないと思います。

帰宅した際の手洗いの習慣もないといっていい。うちの娘は上海で公立の小学校に4年間通いましたが、日本の小学校では教えられる手洗いやうがいを教わることはなかったそうです」

中国人の会話の習慣においても、危険が高そうだ。都内に住む広東省出身の女子留学生の話。

「中国人は一般的に日本人よりも会話のときの声が大きいので、そのぶん唾も盛大に飛んでいると思います。しかも、相手と向かい合って話をするときの両者の距離が近い。また、エレベーターや電車のような近くに他人がいるような場所でもお構いなしに会話を続ける。くしゃみや咳をするときに手で口を覆うような習慣もありませんし、そういう意味では感染症が広がりやすいといえるかもしれません」

新型コロナウイルスは、飛沫感染やエアロゾル感染に加え、糞口感染の可能性も指摘されている。２０１７年に中国で政策として掲げられた「トイレ革命」では、全国10万か所の前近代的なトイレの改修に32兆円もの予算が割り当てられることになるなど「ハード」が重視されたが、本当に必要だったのは、それを使う人の生活習慣を向上させる「ソフト」面の改革だったのかもしれない。

不衛生な飲食店と会食文化

飲食店利用時にも、大きなリスクが潜んでいる。

これは筆者が中国の格安から中級レベル未満の飲食店で度々《たびたび》目撃した光景である。

食事時の込み合っている時間に店に入ると、まだ片付けが終わっていない席へと通される。円卓の上には、先客の食べ残しや吐き出された魚の骨、貝の殻などが散乱している。

給仕はそれらを手早く片付けると、最後に布巾《ふきん》で乱雑にテーブルを拭いて一丁上がりである。これではテーブルに付着した先客の唾液などは拭いきれるワケもないのだが、それが嫌なら中級以上の店に行くしかない。

トイレの後と同様、食事の前に手を洗う習慣も希薄だ。日本の食堂で出てくるおしぼりや濡れナプキンなどもない。

中級未満の飲食店でも各自が使う箸や小皿の類は、最近では業者が回収して洗浄消毒を行い、ビニールの膜にパッケージされたものが出されることが多い。しかし、調理場から料理が盛られて出てくる皿などは、どの程度洗浄されているかわからない。

一度、やはり中級未満の飲食店で、食事中に用を足しに行こうとして、間違えて流し場に立ち入ってしまったことがある。そこで、従業員が大きな桶《おけ》に張った水にくぐらせただけの使用済みの食器を、ぼろ布巾で拭くという作業を行っているのを見て、食欲がすっかり失《う》せてしまったことがある。

中国の会食では大皿料理が基本だが、取り箸は用意されたとしても使う人は少ない。食事中に何度も互いの盃をぶつけて乾杯をする習慣も、感染症予防の観点から見ると好ましくはないだろう。

住宅環境もウイルスの温床に

2020年2月11日、香港の衛生当局は市内の集合住宅で、同じ棟の13階と3階に住む2人が新型コロナウイルスに感染したと発表した。注目されたのはその感染経路だ。13階の住人に症状が現れたのちに3階の住人の感染が発覚したが、両者が濃厚接触したことは確認されていなかった。そこで考えられたのは、下水管を経由した感染だ。

当局が10階の住民の室内を調べたところ、トイレの排水管に備え付けられている通気管が密封されておらず、そこからウイルスが漏れた可能性があることがわかったという。

集合住宅のトイレの排水管は、２００３年のＳＡＲＳのアウトブレイクの原因となった感染経路である。香港市九龍地区に１９８０年代に建てられた高層住宅アモイガーデンズで、２００３年３月に、３２０人以上がＳＡＲＳに集団感染したのだ。衛生当局による調査の結果、下水管の劣化によって浴室にウイルスを含む飛沫が侵入し、さらに換気扇に吸い上げられ、集合住宅内に拡散したと結論付けられたのだ。

「同様の感染は、中国の集合住宅の多くでも起きる可能性がある」と指摘するのは、北京市の日系不動産会社の男性社員だ。

「住宅の排水口から下水へと続く排水管には、かならずＵ字になっているところがあり、そこに水が溜《た》まることで、下水から悪臭や病原菌が逆流することを遮断しています。これを封水というのですが、中国の築10年以上の物件だと排水管が細く、内部に蓄積された汚れで詰まってしまい、封水が機能しなくなっていることが多い。水圧が高くなる高層マンションの低層階の部屋では、洗面台や浴室の排水口から下水の臭いが漂ってきたり、最悪の場合は汚水が逆流してくることがあります」

自宅にいてもウイルスが追いかけてくるのでは、もはや安住の地はないというものだ。

新型コロナを機に清潔に目覚めた中国人

ただ、こうした中国の事情は、今回の新型コロナウイルス禍を機に、大きく変わりつつある。

都市封鎖真っ只中の中国では、ＳＮＳや動画投稿サイトで、インフルエンサーや著名人が「正確的手洗方法（正しい手洗いの方法）」を呼びかけトレンドワードにもなった。そして今や、念入りな手洗い以外の複数の生活習慣も、中国人の間で根付いていているようだ。

前出の上海在住の男性は話す。

「世界で最も早くパンデミックを抑え込んだとする中国では、飲食店もフルタイムで営業するようになって久しいですが、飲食店では、食事の前にトイレで手を洗う人が列をなすようになりました。石鹸や消毒液、紙タオルが設置されているところも増えている。

また、伝統だった会食での大皿料理も、小皿に分けて供されることが多くなり、大皿の場合でも取り分け用の箸が使われるようになった。今や魚の小骨などを床に『ペッ』と吐き出す人がいるとすれば、周囲から白い目で見られます。くしゃみや咳をする際に口に手を添える人も増えましたし、新型コロナは中国人の衛生習慣を大きく変えたといってもいいでしょう」

ＳＡＲＳや新型コロナウイルス以外にも、鳥インフルエンザや豚コレラなど、中国で発生した感染症が世界へと広がったケースは数多い。そう考えると、世界78億人の健康は中国14億人が握っているといっても過言ではないかもしれない。

（了）

相変わらず残る中国・貧困層による野生動物取引と劣悪な医療体制

新型コロナウイルスの発生の背景にある野生動物の取引。その取引はすでに中国・貧困層のビジネスとして、なくてはならないものになっているのだ。

五味洋治（東京新聞論説委員）

生きた孔雀、カンガルー、コアラ、ワニ、オオカミまで

ラクダ、ダチョウ、キツネ、ウサギ……取引価格が書かれたボードには、野生動物や虫の名前が無数に書かれている。動物の写真も添えられ、価格は手で殴り書きされている。

肉付きがよく、栄養も豊富で美味とされる生きた「タケネズミ」は人気商品だ。1匹85元（約1300円）で売られている。死んだものに比べ10元高い。一部の価格は空白になっている。この日は品物が入ってこなかったのだろう。

さらにボードに書かれた漢字名を追っていくと孔雀、カンガルー、コアラ、ワニ、オオカミの肉もある。生きた孔雀は1500元（2万3000円）の高値だ。子どものシカやオオカミもある。合わせると、なんと100種類以上。市場の中にあった「大衆畜牧野味」という店内に実際に下がっていた。ボードの下の方には武漢の住所に続いて「華南海鮮市場」とはっきり印刷されているので、本物だろう。

よく見ると価格表の下の方には「注文を受けてから殺して肉にする。新鮮さを保ったまま冷凍保存。自宅まで送り届けることも可能」との宣伝文句も書かれている。携帯を使った支払い用のQRコードも付いているので、客は店側と価格を交渉し、このコードを読み込んで「ピッピ」と支払い、肉を受け取っていたはずだ。新型コロナウイルスの最初の感染者がこの市場から出たと報道されてから、このボードの写真がネット上で拡散し、すっかり有名になった。

野生動物取引の陰に貧困問題が

中国では南部の広州を中心に、野生動物を食べる習慣がある。「野味（イェ・ウェイ）」と呼ばれている。冗談交じりに「翼があって食べないのは飛行機だけ、四つ足で食べないものは机だけ」と言われるほど、中国人はありとあらゆるものを口に入れる。

中国人に聞いても、この習慣が始まった理由ははっきりしない。「漢方薬にまぜると精力が付く」「寿命を延ばすため」などさまざまだ。野生の動物の肉は手に入りにくいので、接待に使うと喜ばれる。警察の幹部や高級官僚が特にこういう「野味接待」を好む。月並みな解釈ではあるが、「昔から食べていた」ことに尽きるだろう。

一概に野蛮な習慣と決めつけるわけにはいかない。日本でも江戸時代にはサルやツルを食べていた。問題は、中国でこういう「野味産業」に携わる人は貧困層が多く、中国政府も黙認してきた事実だ。さらに、新型コロナウイルスで肺炎にかかった人たちも、日頃から十分な治療を受けられず、持病を抱えていた人たちだった。中国国内での今回の大流行は、貧困問題と根深く結びついている。

不衛生な売り場、営業許可証は他人のコピー

感染が明らかになった後、この市場を取材した中国政府系ネットメディア「澎《ほう》湃《はい》」によれば、売り場には動物の肉が吊り下げられ、床は血がそのまま残って、

とても不衛生な様子だった。

また、２０１２年に取材した地元紙の『武漢晩報』によれば、この市場で販売しているのは動物の肉だけで、生きた動物はいなかった。同紙によれば、警察が市場の肉を調べたところ、死因がはっきりしていないものもあった。冷蔵庫の中に1～2年置きっぱなしのこともあった。警察がある店主に対して、野生動物の販売許可証の提示を求めたところ、他人名義のコピーだったうえ、有効期間はとっくに過ぎていた。いやはや、この海鮮市場は、外見も経営も混沌としていたようだ。

新型コロナウイルスは、ここで売られていた動物、具体的にはコウモリやヘビ、またセンザンコウを介して人間に感染したのではないかとの見方が有力だ。センザンコウは蟻を餌とする小型の哺乳類で、そのウロコは漢方薬として珍重されている。

中国のネット上では「感染は、野生動物たちの逆襲だ」「もうこんな動物を食べるべきではない」といった批判があふれている。

動物繁殖は貧困対策の一環

野生動物と言っても、多くは人工飼育されている。2017年に中国政府が発表した報告書によれば、野生動物の繁殖に従事する人は600万人、関連産業で働く人も含めれば1400万人にもなる。ちょっと想像できない規模だ。自宅の脇に小さな金属製の籠を置き、借金して動物やエサを購入して飼育、育ったところで売却する「家庭繁殖所」も含まれている。

野生動物を管轄する中国の国家林業草原局は、農家の所得増に寄与するとして、最近まで野生動物の飼育を奨励していた。ハクビシンもその1つだ。2002〜3年に大流行した重症急性呼吸器症候群（SARS）のウイルスを媒介した可能性が指摘されていた。

ハクビシンは中国大陸南部を中心に、マレーシアやインドネシアなどの東南アジア、インドやネパールなどの南アジア、そして台湾に生息している。日本でも確認されている。

外見はスリムなタヌキのような外観で可愛いが、性格は荒く人に噛みつくこともある。家の屋根裏などに棲み着くと厄介だ。糞尿を介して雑菌をばらまく。体に付いたダニ・ノミを人家に持ち込むこともある。しかし、一律に繁殖を禁止するとヤミでの売買が広がるため、中国政府は管理することを選んでいた。

中国政府が野生動物の取り扱いを禁止

新型コロナウイルスによる肺炎の拡大で、緊急の対応を迫られた中国政府は、中国全域の市場とオンラインストア合わせて約150万店舗で検査を実施した。約3700店が操業停止となり、1万6000カ所の繁殖場が封鎖された。

感染状況がひどくなった2020年2月26日には、野生動物の販売厳禁を命じる公告を発布した。繁殖、流通、消費というすべての過程を禁止し、違反した場合は厳しく処罰する。「野味」もやめさせる内容だった。相当の荒療治だ。

野味の本場、中国南部の深圳市は、さらに厳しい通達を出した。牛、ヒツジ、ブタなど9種類以外の動物の食用を一切禁じた。愛好されている犬、猫の肉も禁止した。これによって野生動物を飼育していた多くの人が、破産に追い込まれている。

生活がなりたたない

香港の英字紙、『サウスチャイナ・モーニング・ポスト』によると、福建省でヤマアラシを育てていた男性は、200万元（約3000万円）を投資して繁殖を始めた。取引全面停止の報道を知り、「家族と3人の従業員の生活がなりたたなくなる」と話した。

こういった動物の飼育や流通は、貧困層や「農民工」と呼ばれる他省からの出稼ぎ組が担っている。農民工は農村に戸籍があるが大都市に出て働いている人たちの総称だ。全国で約2億人以上いるとされている。完全に禁止すれば、この人たちが食べていけなくなり、最悪の場合、反政府デモを起こしかねない。必要悪ということだ。

香港の有力紙『明報』も社説で、オーストラリアではカンガルーの肉を食べるし、日本人は馬肉を食べる、アメリカ人は七面鳥を食べる、と指摘したうえ、「一刀両断の解決では、成果は一時的にとどまる。民衆の意見も反映した長期的な解決策が望ましい」と中国政府に再考を求めている。

習近平の悲願、貧困対策

貧困対策は習近平国家主席の、政策目標の大きな柱だ。子どもの頃、父親が政争に敗れ貧しい地方で生活した経験が色濃く反映している。

文化大革命（1966～76年）時代の69年からの7年間、習は中国西北部の農村地帯、陝西省梁家河地区に下放され、農作業などの重労働に従事した。10代から20代にかけての多感な時期だった。住んでいたのは洞窟を改造した「ヤオトン」と呼ばれる家だった。

中国は「全面的小康社会」という政治目標を2002年に提起。それを具体化し、「2020年までに国内総生産および国民の平均収入を2010年の倍にし、国民の生活水準と質を高め、貧困人口をゼロとし、生活環境の質を全体として改善する」と公約している。

この目標実現には、高い経済成長率が必要だ。中国の国内総生産（GDP）は1978年の「改革・開放」以来、驚異的な成長率を記録してきた。習の言葉を借りれば「他の国が40年かけて達成したことを10年で成し遂げた」ということになろう。2010年にはついに世界第2位の経済大国となった。

ただ、ここに来てGDP成長率は、鈍化が続いている。2019年のGDP成長率は前年比6・0%と、1991年以降では最低の水準となった。このため、習はGDPの数字だけではなく生活の質の向上を図る必要性を訴えるようになっている。

中国の貧困人口は約1660万人、貧富の格差242倍

中国には、こんな表現がある。「上海市と北京市の住民は、スイス国民と同じ豊かな生活を送っているが、他の地域の生活水準は、途上国である中米の国、グアテマラに近い」。

しかも貧富の格差は急激に開いている。やや古い調査だが、2012年の調査で次のようなことが分かった。中国都市部の最富裕層（上位5％）と最貧困層（下位5％）の世帯年収を比較したところ、242倍もの格差があった。

調査したのは北京大の研究グループだった。2010年に、中国全土の約1万5000世帯（約5万7000人）を戸別訪問して年収を聞いた。2012年にも同じ世帯を再訪し、2年間の増減を比較した。貧富の格差は2010年には約82倍だったが、2012年にはその差が約3倍に広がった。フランスの経済学者ピケティらのグループが公表している「世界不平等報告」でも、中国では全人口の上位1割の高所得層が、全国民の所得全体の41％を占めていた。

2017年秋に開催された共産党大会では、包括的な成長と質の高い発展の実現を目標とする新しい方針が示された。中国の貧困人口は2012年の約9900万人から、2018年には約1660万人まで減少したと中国政府は宣伝する

が、これでも東京都の人口の2倍に近い。習近平が言うような、「ゼロ」にするのは夢のまた夢だ。

都市封鎖の犠牲はいつも貧困層

新型コロナウイルスの感染はヒトからヒトに広がった。このため中国政府は都市を封鎖して、適切な治療を施す方針を徹底した。2020年3月上旬の時点での死者は3000人を超え、感染者は8万人以上となった。その数はSARSの8倍以上。中国では20近くの都市が封鎖され、6000万人以上が隔離された。

徹底した封じ込めは一定の効果を上げたものの、犠牲となっているのは、やはり農民工を含む貧困層だ。外出が禁止されれば、働き口がなくなる。日頃から蓄えがあればいいが、出稼ぎで都会に来ている人たちは真っ先に解雇されてしまう。

中国の第3次国家衛生服務調査（2004年12月）によると、貧困になった理由のうち、「何らかの病気が原因」と答えた人の率は21・6%だった。1998年に比べて11・8ポイントも上昇しており、SARSの流行が貧困に拍車をかけたことが分かる。

食事もまともに取れない貧困層は、新型肺炎にかかっても治療費がなかなか払えない。このため、武漢で新型肺炎の治療を行う病院は、治療費と食事が無料にされた。体育館などに急ごしらえで造られた病院とはいえ、懐が痛まないのでなかなか退院したがらない人がいると現地メディアが伝えている。

医療費が重い負担

しかし、無料診療はあくまで緊急措置であり、貧困層にとって医療費は重い負担だ。中国でも、日本のような社会保険制度が導入されている。基本的に自分が住民登録した場所で治療を受けることになっている。北京の人は北京の病院で、上海の人は上海の病院に行く。

しかし実際は省や市をまたいで出稼ぎに行く人は少なくない。外地にいて病気にかかった場合、医療費は基本的に全額患者負担だ。しかも、手術には「押金《ピンイン》」、つまり前払い金が必要となる。大都市では、出稼ぎの農民工に対しても公的保険が適用されるよう制度が整えられつつあるものの、煩雑な手続きが必要で、医療機関は治療したがらない。

治療の難しい病気の場合、中国人は公立の「三甲医院」に行きたがる。中国の公立病院は、一級が最も下のクラスで三級が最上級となる。「三甲」とは公立三級甲の略称で、最もレベルの高い治療を行っている公立病院を指す。三甲医院は、1日の診療人数を制限しており、病院の窓口で予約票をもらう必要があるが、たいてい前日の夜に配布されるため、診察を希望する人が、長い行列を作る。金銭的、時間的、体力的余裕のない人は十分な医療を受けられない。

お金がある人たちは、そもそも公立病院など視野に入れていない。中国国内にある外資系の病院に行く。高度な教育を受けた外国人医師が揃っている。外国語のできる中国人の医療スタッフも常駐している。医療費は自己負担となるが、先進国並みの治療が保証される。

カネに余裕のある人が考えるのは、どこの国でも同じだ。まずは、若さの維持や長寿。こうした中国の富裕層を対象にした「医療ツーリズム」も盛んだ。先進国のシンガポールでは2000年に国策として医療ツーリズムの取り組みを開始。この他、世界で50カ国が取り組んでいる。

上客は何と言っても中国人だ。海外で高い医療費を支払える余裕のある人たちにとって、今回の新型コロナウイルスによる肺炎は、別の国の話のようなものだっただろう。

高齢で貧しく、重病を抱えた人たち

今回の大感染は、中国の高齢化とも深く結びついている。

世界保健機関（WHO）の2015年のデータによると、中国人の平均寿命は76・1歳、健康で暮らせる年齢を示す健康寿命は68・5歳だった。日本よりも10年ほど短いが、高度な医療技術の普及などもあって年々延びている。

中国の60歳以上の高齢者は2000～18年の間に、1億2600万人から2億4900万人へと倍増し、総人口に占める比率は10・2％から17・9％に上昇した（老年健康青書、中国老年健康研究報告書2018）。肺炎にかかって死亡した人の多くが70～80代で持病を持っていた。これは統計でも裏づけられる。

中国疾病対策予防センター（CCDC）によると、臨床検査によって2020年2月中旬の時点で感染が確認された4万4700人については、60歳以上が80％以上を占めていた。死亡者の生活水準は発表されていないが、ふだんから十分な治療を受けられずにいた貧困層の人たちが犠牲になったことは十分想像できるだろう。

糖尿病大国となった中国

高齢者の健康寿命を延ばし生活の質を高めることが、次世代の負担を減らすために欠かせない。これは日本でも同じことだ。できれば働いてもらい、自立した生活ができれば政府が福祉に回す予算を減らすことができる。

ところがそううまくは行かない。高齢化とともに治療が難しい病気を抱える人が増えている。その代表的なものが糖尿病だ。中国では中でも糖尿病患者が爆発的に増えている。糖尿病は肥満や暴飲暴食などが引き金となる。患者は男性と考えがちだが、中国には女性も結構いる。中国の糖尿病患者数は1億1640万人で、インドの7700万人を抜き、いまや世界一の「糖尿病大国」となった。

具体的な数字がある。北京市の中日友好病院の楊文英《ヤンウェンイン》医師らが2007年から2008年にかけて行った調査によると、中国の成人の糖尿病保有率は男女平均で9・7％。10人に1人が糖尿病を持っている計算だ。9・7％の内訳をみると、男性が10・6％、女性8・8％。60歳以上を見ると20・4％と跳ね上がる。都市部居住者に目立ち、有病率は米国並みになっている。

中国では、糖尿病の症状が出ている人のうち約6割が治療や食事制限を受けておらず、症状を悪化させている。そんな体の状態で新型コロナウイルスに感染すると、症状が一気に重くなるのは仕方ないだろう。

高齢者の健康をむしばむのは、糖尿病だけではない。深刻な大気汚染もある。2015年のデータだが、米国のNPOの調査によると、中国では大気汚染が関連する疾患で年間160万人が死亡している。これは1日4000人以上という信じがたい数字になる。

貧困層の救済は可能か

新型コロナウイルスの感染拡大で、中国では一時、生産活動が停止し、学校などの公共施設が閉鎖された。中国に工場を持つ外国企業は、十分に操業を再開できていない。中国製の部品に依存している世界各国の製造業は、大幅な減産を強いられた。

景気の減速の影響をもろに受ける貧困層を救おうと、中国政府も動き出した。国営新華社通信が2020年3月1日に報道したところによれば、中国政府は、新たな貧困層の雇用確保策を打ち出した。新型肺炎の影響が比較的少ない地域を選び、貧困脱却のための作業所、農地の灌漑事業などを可能な限り早期に再開させる。

また、一定の条件を満たした貧困労働者を採用した企業には、税金の控除が認められる。感染抑制関連の臨時の職に就いた貧困労働者には、補助金が支給される。

中国でも徐々に生活保護制度が導入されている。「最低生活保護費」という名前で、まず都市の困窮住民に対して1997年に導入された。アジアの通貨危機や、経営の見直しで国営企業から解雇された人が大量に出たためだ。

都市と農村の貧富の格差が急激に広がったこともあって、2007年には農村でも「生活保護費」制度が全面的に実施された。農村部の最低生活保護費は、地域によって違いはあるが1人当たり月約300元（約5000円）程度。もちろんこの保護費だけではとうてい生活はなりたたない。医者に診てもらうより、自分で市販薬を飲むか、何もせず放置する人もいる。こういう弱者の生活水準をどれだけ引き上げ、格差を縮めていくか、新型コロナウイルスの感染を通じ、中国政府は難しい課題を突きつけられている。

（了）

資料1
新型コロナウイルス――消された論文

華南理工大の肖波濤（シャオ・ボタオ）教授らが2020年2月6日、新型コロナウイルスの発生源について研究者向けサイトに論文を掲載した。だが、この論文はその後、ほどなくして削除された。

中国外務省の耿爽報道官は2月20日、この論文が示唆した内容――すなわち「実験室から流出した」「生物兵器として開発された」といった説について「世界の著名な専門家たちは全く科学的根拠がないと認識している」と明確に否定するコメントを出した。

しかし、論文が再掲載されることはなかった。

新型コロナウイルス発生源か

ボタオ・シャオ（華南理工大）とレイ・シャオ（武漢科技大学）

新型コロナウイルスが、中国で伝染病を発生させた。２０２０年2月6日までに５６４人の死者を含め、2万８０６０人が感染したことが検査で確認されている。今週の（学術誌）ネイチャーの解説によると、患者から検出されたゲノム配列の96％あるいは89％が中型コウモリ由来のＺＣ45型コロナウイルスと一致したという。

病原体はどこから来たのか、そして、それがどのようにしてヒトに伝染したのかを究明することが重要視された。

（医学誌）ランセットの記事では、武漢の41人の人々が重症急性呼吸器症候群に罹《かか》っており、そのうち27人が華南海鮮市場を訪れていたと報じられている。伝染病発生後に市場で採集された５８５のサンプルのうち33から新型コロナウイルスが検出され、伝染病の発生源ではないかとみられた市場は、伝染病が流行している間、発生源隔離の規則に従って閉鎖された。

ＺＣ45型コロナウイルスを運ぶコウモリは、雲南省または浙江省で発見されたが、どちらも海鮮市場から９００キロ以上離れている。（そもそも）コウモリは通常、洞窟や森で生息しているものだ。だが、海鮮市場は人口１５００万人の大都市である武漢の住宅密集地区にある。

コウモリが市場まで飛んでくる可能性も非常に低い。自治体の報告と31人の住民および28人の訪問者の証言によると、コウモリが食料源だったことはなく、市場で取引されてもいなかった。コロナウイルスの遺伝子が自然に組み換わったか、あるいは中間で介在した宿主《しゅくしゅ》があった可能性があるが、確たることはこれまでほとんど報告されていない。

ほかに考えられる感染経路はあるのだろうか？　私たちは海鮮市場の周辺をスクリーニングした結果、**コウモリコロナウイルスの研究を行っている2つの研究所を特定した。市場から280メートル以内に、武漢疾病管理予防センター（WHCDC）があった。**

WHCDCは研究の目的で所内に数々の動物を飼育していたが、そのうちのひとつは病原体の収集と識別に特化したものであった。ある研究では、湖北省で中型コウモリを含む155匹のコウモリが捕獲され、また他の450匹のコウモリは浙江省で捕獲されていたこともわかった。収集の専門家が論文の貢献度表記の中でそう記している。さらにこの専門家が収集していたのがウイルスであったことが、2017年と2019年に全国的な新聞やウェブサイトで報じられている。

その中で専門家は、かつてコウモリに襲われ、コウモリの血が皮膚についたと述べていた。感染の危険性が著しく高いことを知っていた専門家は、自ら14日間の隔離措置をとった。コウモリの尿を被《かぶ》った別の事故の際にも同じように隔離したという。生きたダニを運ぶコウモリの捕獲で脅威にさらされたことが、かつてあったとも述べていた。

（こうして）捕獲された動物には手術が施され、組織サンプルがDNAおよびRNAの抽出とシーケンシングのために採取されたという。組織サンプルとそれにまつわる汚染されたゴミは病原体の供給源だった。これらが、海鮮市場からわずか280メートルほどのところに存在したのである。

またWHCDCは、今回の伝染病流行の期間中、最初に感染した医者グループが勤務するユニオン病院に隣接してもいた。確かなことは今後の研究を待つ必要があるが、ウイルスが研究所の周辺に漏れ、初期の患者を汚染した可能性が高いとみられる。

もうひとつの研究所は、海鮮市場から約12キロメートル離れたところにある中国科学院・武漢ウイルス研究所だ。この研究所は、中国の馬蹄《ばてい》型コウモリが2002年から2003年にかけて流行した重症急性呼吸器症候群（SARSコロナウイルス）の発生源であるとの報告を行っている。

SARSコロナウイルスの逆遺伝学システムを用いてキメラウイルス（異なる

遺伝子情報を同一個体内に混在させたウイルス）を発生させるプロジェクトに参加した主任研究者は、ヒトに伝染する可能性について報告している。はっきり言えば、ＳＡＲＳコロナウイルス、またはその派生物が、研究所から漏れたかもしれないということだ。

要するに、誰かが新型コロナウイルスの変異と関係していたのである。**武漢にある研究所は、自然発生的な遺伝子組み換えや中間宿主の発生源であっただけでなく、おそらく驚異的な猛威を振るうコロナウイルスの発生源でもあったのだ。**バイオハザードの危険性の高い研究所においては、安全レベルを強化する必要があるだろう。

これらの研究所を市内中心部やそのほかの住宅密集地域から遠く離れた場所に移転するような規制が必要ではなかろうか。

原文

The possible origins of 2019-nCoV coronavirus
Botao Xiao and Lei Xiao

The 2019-nCoV coronavirus has caused an epidemic of 28,060 laboratory-confirmed infections in human including 564 deaths in China by February 6, 2020. Two descriptions of the virus published on Nature this week indicated that the genome sequences from patients were 96% or 89% identical to the Bat CoV ZC45 coronavirus originally found in Rhinolophus affinis. It was critical to study where the pathogen came from and how it passed onto human.

An article published on The Lancet reported that 41 people in Wuhan were found to have the acute respiratory syndrome and 27 of them had contact with Huanan Seafood Market. The 2019-nCoV was found in 33 out of 585 samples collected in the market after the outbreak. The market was suspicious to be the origin of the epidemic, and was shut down according to the rule of quarantine the source during an epidemic.

The bats carrying CoV ZC45 were originally found in Yunnan or Zhejiang province, both of which were more than 900 kilometers away from

（100ページへ）

the seafood market. Bats were normally found to live in caves and trees. But the seafood market is in a densely-populated district of Wuhan, a metropolitan of ~15 million people. The probability was very low for the bats to fly to the market. According to municipal reports and the testimonies of 31 residents and 28 visitors, the bat was never a food source in the city, and no bat was traded in the market. There was possible natural recombination or intermediate host of the coronavirus, yet little proof has been reported.

Was there any other possible pathway? We screened the area around the seafood market and identified two laboratories conducting research on bat coronavirus. Within ~280 meters from the market, there was the Wuhan Center for Disease Control & Prevention (WHCDC). WHCDC hosted animals in laboratories for research purpose, one of which was specialized in pathogens collection and identification. In one of their studies, 155 bats including Rhinolophus affinis were captured in Hubei province, and other 450 bats were captured in Zhejiang province . The expert in collection was noted in the Author Contributions . Moreover, he was broadcasted for collecting viruses on nation-wide newspapers and websites in 2017 and 2019 . He described that he was once by attacked by bats and the blood of a bat shot on his skin. He knew the extreme danger of the infection so he quarantined himself for 14 days. In another accident, he quarantined himself again because bats peed on him. He was once thrilled for capturing a bat carrying a live tick.

Surgery was performed on the caged animals and the tissue samples were collected for DNA and RNA extraction and sequencing . The tissue samples and contaminated trashes were source of pathogens. They were only ~280 meters from the seafood market. The WHCDC was also adjacent to the Union Hospital where the first group of doctors were infected during this epidemic. It is plausible that the virus leaked around and some of them contaminated the initial patients in this epidemic, though solid proofs are needed in future study.

The second laboratory was ~12 kilometers from the seafood market and belonged to Wuhan Institute of Virology, Chinese Academy of Sciences. This laboratory reported that the Chinese horseshoe bats were natural reservoirs for the severe acute respiratory syndrome coronavirus (SARS-CoV) which caused the 2002-3 pandemic. The principle investigator participated in a project which generated a chimeric virus using the SARS-CoV reverse genetics system, and reported the potential

（102ページへ）

for human emergence. A direct speculation was that SARS-CoV or its derivative might leak from the laboratory.

In summary, somebody was entangled with the evolution of 2019-nCoV coronavirus. In addition to origins of natural recombination and intermediate host, the killer coronavirus probably originated from a laboratory in Wuhan. Safety level may need to be reinforced in high risk biohazardous laboratories. Regulations may be taken to relocate these laboratories far away from city center and other densely populated places.

＊図表や参考文献等を示す数字表記などは削除してあります。

第二章
中国の歪んだ野望

世界を牛耳るために、またぞろ始まった中国のワクチン外交

マスク外交の次はワクチン外交。「一帯一路」政策を進める中国が、新たな武器としてワクチンを使い始めた。粗悪なワクチンで世界を牛耳る中国の動きとは。

五味洋治（東京新聞論説委員）

多くの国が日本より早くワクチン接種を始められた理由

２０２１年早々の1月14日、トルコではエルドアン大統領のワクチン接種のニュースが大きく伝えられていた。

マスクをした大統領の肩に、ワクチンが打たれた。国民が接種に不安を感じないようにというのか、大統領は表情を変えず前を向いたままだった。病院を出た大統領は報道陣に囲まれ、「政治リーダーが、自ら接種を促すことが正しいことだ」と述べ、接種を受けるよう国民に訴えた。

この当時、人口約8300万人のトルコは、危機的状況だった。235万人以上が感染し、約2万3000人が死亡していた。1日当たりの感染者はなんと1万人にも達していた。

トルコでは1月3日にワクチンの緊急使用が承認されたばかりだったが、医療従事者らが続々と接種を終えた。その後は、高齢者や慢性疾患のある人にも広がった。

同じ時期の日本。首都圏を中心に感染拡大が止まらず、政府には危機感が広がっていた。政府が旗振り役となった観光業振興策「Go To トラベル」キャンペーンによって、人々の警戒が緩んだのが原因の1つだと指摘された。

8日からは首都圏に緊急事態宣言が出され、13日にはその対象地域が拡大された。日本でワクチン接種が始まるのは、それから1カ月が過ぎた2月17日になってからだった。

世界の多くの指導者が接種を受けた中国製ワクチン

世界的にみれば、エルドアン氏だけでなく、インドネシアのジョコ大統領、セーシェルのラムカラワン大統領など、多くの指導者がワクチンを接種した。なぜ、日本より経済規模が小さいこれらの国々が、日本よりも早く、感染防止の切り札とされるワクチン接種を始められたのか。

それは、ワクチンが欧米製ではなく、中国製だったからだ。できれば信頼性の高い米製薬大手のファイザーと独ビオンテックによって開発されたワクチン（以下、ファイザー製ワクチンと呼ぶ）を購入したい。しかし競争が激しく、なかなか入手できない。

そのうえファイザー製ワクチンは、マイナス70度以下での保管が必要で輸送や管理が難しい。中国製ワクチンは、2～8度という一般の冷蔵庫程度の環境で輸送・保管が可能だ。価格も安く、入手しやすい。

マスクからワクチンに、切り替えが速い中国外交

そもそも新型コロナウイルスは中国中部にある湖北省武漢市が発生源とされている。2019年の暮れには、感染が分かっていながら情報を隠し、世界から批判された。

この汚名を返上しようと中国がまず取り組んだのが、「マスク外交」だった。世界中の国々に何百万枚ものマスクと消毒薬などを送った。

欧州では、最初にイタリアで感染が広がり、医療崩壊も起きた。中国は対応に追われるイタリアの保健当局を支援する目的で、マスクをはじめとする医療物資や医療チームを送っている。

中国が「マスク外交」を展開する余裕があったのは、新型コロナウイルスの感染拡大をいち早く抑え込んだからだ。世界各国はコロナショック前の実質国内総生産（GDP）の水準を回復できないでいる。しかし中国の2020年通年の実質GDP成長率はプラス2・3％と、事前予想を上回った。輸出と投資が好調だったためで、他国に比べ圧倒的に経済的余裕があった。

欧米メディアはマスク外交に警戒感を示したが、中国はさらに一歩進んで、ワクチン外交にまで乗り出した。

中国は世界に先駆けてワクチンを開発していた

新型コロナのワクチンをめぐっては、英国でファイザー製ワクチンが世界で初めて承認された。2020年12月8日にワクチン接種は始まったが、わずか2カ月ほどの間に、英国で1回目のワクチン接種を受けた人が1500万人を超えた。次いで米国でも、ファイザー製と米モデルナ製ワクチンに対し、アメリカ食品医薬品局（ＦＤＡ）が緊急使用を許可し、接種がスタートした。バイデン大統領も接種を受けた。

一方、中国のワクチン開発は、実は世界がコロナ禍で大混乱に陥っていた２０２０年夏頃から進められていた。

先行したのは科興控股生物技術（シノバック・バイオテック）と中国医薬集団（シノファーム）が開発した2種類だ。中国の国家薬品監督管理局（ＮＭＰＡ）は、２０２０年12月にシノファームが開発したワクチンを、翌21年2月にシノバックが開発したワクチンを承認した。他にも2種類が承認されている。

中国国内では習近平国家主席をはじめ軍や政府、党の幹部も投与を受けているという。投与数は４０００万回以上になっているといわれている。

シノファームのワクチンは、12月にアラブ首長国連邦（ＵＡＥ）において、世界で最初に正式承認された。ＵＡＥは５００万回分を購入することを明らかにした。ＵＡＥをはじめ、途上国を中心とした58カ国に供給されている。日本は中国製ワクチンを全く無視している。

中国製は人類なじみの「不活化」タイプのワクチン

ファイザー製ワクチンは、新しい技術を用いたワクチンだ。mRNAワクチンと呼ばれる。「m」はメッセンジャーの頭文字を意味する。発症予防効果が95％と信頼性が高い。これは「ワクチンを接種しなかった人の発症率よりも、接種した人の発症率のほうが95％少なかった」ことを指す。つまり「発症リスクが、20分の1になる」という意味だ。

2回接種するが、この種類のワクチンは過去に人間の体に投与されたケースがほとんどなく、効果がどれだけ続くのか、長期的にみて人間の体にどんな影響を与えるのか未知の部分がある。

一方、中国製の2つのワクチンは、従来型の「不活化ワクチン」と呼ばれるタイプだ。過去に多くの接種例がある。病原体となるウイルスや細菌の感染する能力を失わせた（不活化、殺菌）ものを原材料として作られる。

数回接種することによって初めて抵抗力（免疫）ができる。このため一定の間隔で2回から3回接種し、最小限必要な免疫ができたあと、さらに約1年後に追加接種をして十分な免疫を作りあげる仕組みだ。

しばらくすると、どうしても免疫力が弱くなってしまうため、長期に免疫力を保てるように、それぞれのワクチンの性質に応じて一定の間隔で追加接種が必要なのである。

世界では、日本脳炎ワクチン、ポリオワクチン、インフルエンザ菌b型（Hib）ワクチンなど、数々の不活化ワクチンが承認されており、日本を含めて多くの投与実績がある。

中国製ワクチンの無償提供先は世界70カ国近く

欧州でも中国製ワクチンは人気だ。人口700万人のセルビアが100万回分の中国製ワクチンを輸入した。セルビアの隣国、ハンガリーは1月末に中国製ワクチンを承認している。欧州連合（EU）加盟国として初めてだった。2月中旬に55万回分が到着した。ハンガリーは、ロシア製ワクチンも輸入している。

欧米諸国の間ではこれまで、「中国製やロシア製のワクチンは信用できない」「中国はワクチンを外交カードに利用している」との批判が根強かった。

こういった声を意識してか中国は、「COVAX（コバックス）ファシリティ」を通じて、1000万回分を提供することを決めたと発表した。「コバックス」とは、先進国が出資し、ワクチンの公平な分配を目指す国際的な枠組みを指す。

中国はワクチンを有償で提供するだけではない。発展途上国を中心とした計69の国と地域を対象に、ワクチンを直接無償で提供した。さらに、五輪参加選手へのワクチン提供も申し出ている。

無償配布ににじむ中国の下心

中国が気前良く無償提供するのは、何も世界の人々の健康と安全を願ってばかりではない。タダほど高いモノはないと言うが、このケースにもちゃんと当てはまる。

中国は、ワクチン提供を通じて途上国への政治的な影響力を高めたいのだ。国際的な枠組みであるコバックスへの協力を示すことで、新型コロナの発生国として受けた外交的な汚名を返上し、自国の味方を増やしたい。

中国は、チベットや香港、新疆ウイグル自治区で、過酷な人権侵害を行っていると世界から批判を受けている。ワクチンという貴重な贈物を無料で届けることで、口封じを図っているとも言えよう。

中国と軍事的、経済的に対立する米国は、新型コロナの感染が世界で最も深刻で、外交まで手が回らない。バイデン大統領は、トランプ前大統領時代に崩壊した同盟国との協力関係を重視し、「中国包囲網」の構築を図っている。しかし中国は一歩先回りして、ワクチンを使って「包囲網」に穴をあけたいのだ。

先進国はワクチン囲い込み、途上国には中国製ワクチンしかない

中国はそもそもコロナ禍の元凶の国だ。そんな国からワクチンを輸入する、もしくは無償提供を受けるのは、抵抗感があるはずだ。しかも信頼があまり高くない。そんな中国製ワクチンがここまで世界に広がったのには、それなりの理由がある。

ファイザーや英国の製薬大手アストラゼネカ製のワクチンは米国、英国、イスラエルなど富裕国で接種が進む一方、世界的には、まだまだ品不足だ。価格が高いうえ、国を挙げてメーカーの開発を支援してきた米国、英国に優先配分されている。

このためEU加盟国でも接種が大幅に遅れた。接種を進めるため、EUは域内の工場で製造されたワクチンについて、域外への輸出を許可制にすると発表し、国際的な批判を浴びている。

各国が独自にワクチンを買い付け、自国内で製造されたワクチンを囲い込めば、

当然、世界の中・低所得国は置き去りにされる。しかし背に腹は代えられない、喉が渇いていれば、多少不安な水でも飲むしかない。中国製ワクチンにすがるしかない。

ワクチンは「世界の公共財」と習主席

世界保健機関（WHO）のテドロス事務局長も「ワクチン接種者の4分3以上は世界の国内総生産（GDP）の大部分を占める10カ国に集中している。約130カ国で接種が始まっていない」（2021年2月5日）と指摘し、先進国のわがままを批判した。

2月になって主要7カ国（G7）が重い腰を上げた。オンラインで首脳会議を開き、新型コロナウイルス対策における協力を強化し、コバックスへの協力を表明した。バイデン大統領もコバックスへ40億ドル（約4200億円）を拠出すると約束した。

中国に頼らずとも、コバックスからワクチンは来ると思うかもしれない。しかし、そうはうまく行かない。

コバックスからのワクチンの供給は、人口の20%をメドとしている。多くの国に満遍なくワクチンを配るため、1国への配給量には限りがあるのだ。そのため、中・低所得国はやはり比較的安価で、特別な設備がいらない中国製ワクチンに目を向けるしかない。習近平国家主席も、中国が開発を進めるワクチンについて、「世界の公共財にする」と表明し、発展途上国におけるワクチンの普及に貢献することを約束している。

情報開示が不十分で信頼性が低い中国製ワクチン

中国製ワクチンは、中東のエジプト、ヨルダン、UAE、バーレーン、トルコ、東南アジアのインドネシア、南米のブラジル、チリなどが承認している。

本稿を書いている2021年3月中旬の時点で、中国製ワクチンの接種回数は、早いスピードで増えている。ただ安全性の面では、有効性95%のファイザー製に比べて見劣りするのは間違いない。英のアストラゼネカ製ワクチンは、副反応が起きる例が報告されているが、それでも有効率は90%（Low-dose＝低用量の場合）と発表されている。

中国のシノファームは、メーカーが自らワクチンの公式データを公開している。それによれば、2020年12月での中間評価で、79%の有効性が確認された。シノバック製は治験を行った国によって違うが、有効性が50～90％となっている。安く、手に入れやすいとはいえ、国民の安全もかかっている。各国とも中国政府が、ワクチンに関する情報をもっと公開してほしいと不満を感じている。

フランス大統領は「中国製ワクチンを勧めない」と明言

フランスのマクロン大統領は、中国製ワクチンについて「情報が共有されておらず、透明性がない」などと酷評し、積極的に接種を勧めない考えを示した。

この発言を聞いた中国外務省は、「中国はワクチンの安全性と有効性を第一に考えている」と反論した。そのうえで「第3段階の治験のデータから見れば安全で有効だ」「中国製のワクチンは世界の先端を走っている」と胸を張った。

日本を含め、多くの国は中国製ワクチンに疑いの目を向けている。中国製ワクチンをはっきり断った国もある。中国に隣接した北朝鮮だ。韓国の情報機関、国家情報院によれば、中国やロシアからのワクチン提供の申し出に応じなかったという。

もともと感染者は1人もいないと主張しているうえに、副反応を心配しているらしい。

国家情報院は、最高指導者の金正恩総書記も「ワクチン接種は受けていないようだ」と韓国の国会に報告した。

ブラジルでは中国製ワクチンの治験を一時中止

ブラジルは、2020年11月、シノバック製ワクチンの治験を一時停止すると、突然発表した。そのわずか2日後に治験の再開を認めるという騒ぎがあった。治験に参加していたボランティアが死亡する「重篤な有害事象」があったというのが、一時停止の理由だった。その後、ブラジルの保健当局は「死因とワクチンの間に因果関係はない」と判断し、治験の再開を認めた。中国製ワクチンへの信頼性を大きく揺るがす事件だった。

親米で知られる同国のボルソナロ大統領が、中国製ワクチンの購入を許可しない考えを示したものの、一部の州が中国企業からワクチンの提供を受けることを表明するなど、ブラジル国内の政争もからみ、中国製ワクチンへの対応が二転三転した。

シノバック製ワクチンに関してはブラジルの研究チームが、後に正式な治験結果を発表した。有効性はわずか50・4%だった。これはワクチンとして認められるギリギリの数字だ。

一部の国で、このワクチンは90％台の有効性が確認されたが、それでもファイザー製などに比べれば、低い数字だった。質の面で、欧米製のワクチンには、はるかにかなわないことは間違いない。

王毅外相が自らワクチンをセールス

不安がささやかれるワクチンを使って、中国は２０２１年に入って本格的な外交に乗り出した。

１月４日から９日にかけて、中国の王毅外相が、ナイジェリア、コンゴ民主共和国、セーシェルなど、サハラ以南のアフリカ諸国を公式訪問した。中国の巨大経済圏構想「一帯一路」が、これらの国で展開されている。

この構想は、新たなシルクロード構想と言える。資金力の弱い国に融資を行い、港湾や鉄道、道路などの建設を持ちかけ、社会インフラの強化を進める。その国が建設費の返済ができなくなると、建設したインフラそのものを中国が債権として押さえるという事例もあり、各国で問題視されている。「ワクチン外交」は、もちろん「一帯一路」構想の補完の意味もある。

中国に対する警戒心が強い東南アジアの国々にも王外相が訪問

アフリカ訪問を終えた王毅外相は、1月11日から16日までミャンマー、インドネシア、ブルネイ、フィリピンの東南アジア4カ国を歴訪し、中国製ワクチンの提供や、現地生産への協力を表明した。

ミャンマーでは、アウン・サン・スー・チー国家顧問兼外相と会談し、中国製ワクチン30万回分や医療機器の提供を申し入れている。ミャンマーでは、このあと、軍によるクーデターが起きている。

東南アジア各国にとって、中国は外交的に非常に微妙な存在だ。中国は東南アジアの国々のインフラ整備に投資する一方、南シナ海に領有を主張する「九段線」を設け、さらに人工島に空港を設置するなど、札束と軍事力で圧力をかけ、存在感を高めている。

東南アジア諸国連合（ASEAN）諸国は、南シナ海紛争で中国と交渉する際、3億人近い人口を擁し、リーダー格としてふるまっているインドネシアに期待する。インドネシアは、南シナ海「行動規範」（COC）の制定に熱心に取り組んできたからだ。

これは南シナ海問題に関する中国などの行動を規制することを目的としたもの

だ。さらに、同国では中国漁船がインドネシアの排他的経済水域（ＥＥＺ）へ侵入するトラブルがあり、反中国感情も高まっていた。

ワクチンを前に盟主インドネシアはあえなく陥落

ところが、そのインドネシアは新型コロナウイルスの感染が深刻だった。このため同国のマルスディ外相は、南シナ海問題と切り離し、中国製ワクチンの導入を進める考えを示した。

中国の王毅外相がインドネシアを訪問したのは２０２１年１月12日のことだった。同じ12日には、シノバック製ワクチン１５００万回分が到着した。待っていたようにジョコ大統領は翌13日、シノバック製ワクチンの接種を受けた。ワクチンという切り札で、インドネシアはたちまち腰砕けになった。

同じＡＳＥＡＮ加盟国であるフィリピンも、中国としばしば摩擦を起こす国だ。ところが中国からワクチン10万回分の提供を受けた。フィリピンの国軍向けだった。

フィリピンは、中国が海上警備を担う同国の海警局に武器使用を認める、海警法を施行したことに反発していたが、ワクチン提供の「施し」によって中国に文句を言いにくくなった。

ペルーでは「特権」を悪用し、中国製ワクチンをひと足先に接種

南米のペルーでは、前代未聞の珍事が起きた。元大統領などの有力政治家や公務員が立場を利用して、中国から得たワクチンを事前に入手し、国民に先立って接種していたことが発覚、大きな騒動に発展したのだ。

同国では2021年2月9日から中国製のワクチンの接種が始まったが、政府が調査した結果、500人近い政治家や公務員がワクチンを事前に入手し、接種していたことが分かった。

このうちビスカラ元大統領は、大統領在任中の2020年10月、医療従事者を対象にワクチンのテストが行われた際に家族とともに接種を受けたという。国民に率先して受けたのではなく、特権を使ってこっそり接種していた。

また、ワクチンをめぐり中国との交渉役を務めていたペルーの外相も、ちゃっかり先行して接種を受けていたことが明るみになり、辞任に追い込まれた。捜査当局は他にも不正にワクチンを入手した疑いで複数の政治家や公務員を調べているという。ここまでくると喜劇と言うしかない。

台湾事務所の設置を見送ったガイアナ

同じく南米のガイアナ共和国は2021年1月に、中国と対立する台湾の連絡事務所をガイアナ国内に設置することで合意していた。ところが2月、この合意をガイアナが一方的に破棄してしまった。

同じ時期に、中国から2万回分のワクチンが供給されていたことから、ワクチン援助を理由に、中国がガイアナ政府に圧力をかけたのではないか、とささやかれている。

お家芸？　中国国内では「偽物ワクチン」スキャンダル

中国国内でも、国産ワクチンの信頼を揺るがしかねない事件が起きている。国営新華社通信によると、中国で、コロナの流行が始まった2020年以降、新型コロナワクチンの偽物があいついで摘発されている。偽ワクチンの製造・販売やワクチンの違法販売などで立件されたケースは21件にのぼり、計70人が逮捕された。

偽物のワクチン約2000本を約104万元（約1700万円）で入手し、うち600本を香港経由で中国外に転売したケースもあったという。

中身は生理食塩水やミネラルウォーターだったといい、すぐさま健康被害にはつながらないようだ。しかし日本にも中国製ワクチンが密輸され、高値で取り引きされているとの報道もある。うかつに手を出してはなるまい。ワクチンをめぐる犯罪は、今後も続きそうだ。

ワクチンで中国を追いかけるロシアとインド

一方、ロシアが開発したワクチン「スプートニクV」を、導入する国も拡大している。

最初の臨床実験をわずか38人で行い、その結果を基にロシア政府が承認、２０２０年夏には接種開始と、超高速だった。意外にも効果があるとの評判が広がり、すでに中南米や中東など30カ国に広がっている。

インドも中国に対抗心をむき出しにしている。インドが中国の向こうを張ってワクチン外交を展開しているのは、南アジアの国々だ。ミャンマーやバングラデシュなど6カ国へのワクチンの無償提供をすることにした。インドはそもそも、世界のワクチンの約6割を生産するワクチン大国だ。

この地域では、中国が「一帯一路」をテコに影響力を拡大している。インドは自国のワクチンの力で、中国になびいた国をオセロのようにインドの友好国にひっくり返そうとしている。

中国製ワクチンの治験を始める予定だったバングラデシュは、費用面で条件が合わず、インドのワクチン提供を受け入れた。

中国のワクチン外交は、摩擦と反発を招きながらも、世界地図を塗り替えつつある。

（了）

コロナの隙に乗じて尖閣《せんかく》諸島に進出した中国の野望

相手の隙を突いて領土を奪う。
中国古来の孫子の兵法に襲われた尖閣諸島。

時任兼作（ジャーナリスト）

2カ月以上にわたって毎日現れた中国船

ユーラシア大陸に続く東シナ海の大陸棚外縁部に位置する尖閣諸島。その周辺海域では、今年（2020年）に入って中国の船団が2カ月以上にわたって一日も欠かさずに現れるという異常事態が起こっている。実力行使で日本の領土・領海を奪うかのような勢いだ。

世界中で猛威をふるう新型コロナウイルスの発生源たる責任も、首都・北京を襲うその第二波も、どこ吹く風。中国・習近平国家主席の野望はとどまるところを知らない。6月末には香港国家安全維持法を制定して、香港の民主化運動を蹂躙《じゅうりん》。片や海洋進出にも余念がないといった奔放ぶりだ。とりわけ尖閣諸島周辺海域への攻勢は苛烈を極めている。

この問題をかねて注視してきた防衛関係者が語る。

「中国は、自国のコロナ被害がピークを越えるや、世界中がその被害になお翻弄されているのを好機とみて、海洋進出を加速させることにしたようだ。とくに日米がコロナの対応に追われているのをいいことに、尖閣への攻勢を強めた」

それにしても、よその国の領土・領海を奪おうとは、いったいどんな了見なのか。

そもそも沖縄本島から遠く離れた尖閣諸島は、東シナ海に浮かぶ面積数キロ平方メートルからわずか数十平方メートルの5島——魚釣島《うおつりじま》、北小島、南小島、久《く》場島《ばじま》、大正島と岩礁などからなるが、はるか昔には日本人が居住していたこともある日本の領土であり、その周辺は日本の領海だ。

尖閣諸島問題の対応に当たる内閣官房の領土・主権対策企画調整室は、こう述べている。

《尖閣諸島が日本固有の領土であることは歴史的にも国際法上も明らかであり、

尖閣諸島

⊙諸島の特徴　(沖縄県石垣市登野城)
魚釣島、久場島、南小島、北小島、大正島の5つの島と、沖の北岩、沖の南岩、飛瀬の岩礁からなる諸島。

⊙座　　標
北緯 25度43分23秒－ 25度55分24秒
東経123度28分17秒－124度33分36秒

⊙場　　所　東シナ海

⊙気　　候　亜熱帯

⊙総 面 積　5.53㎢

⊙主要な島　魚釣島、久場島、大正島、北小島、南小島

⊙最高標高　363m(魚釣島奈良原岳)

⊙交　　通　定期便はなし

⊙主な産業　なし

⊙人　　口　無人

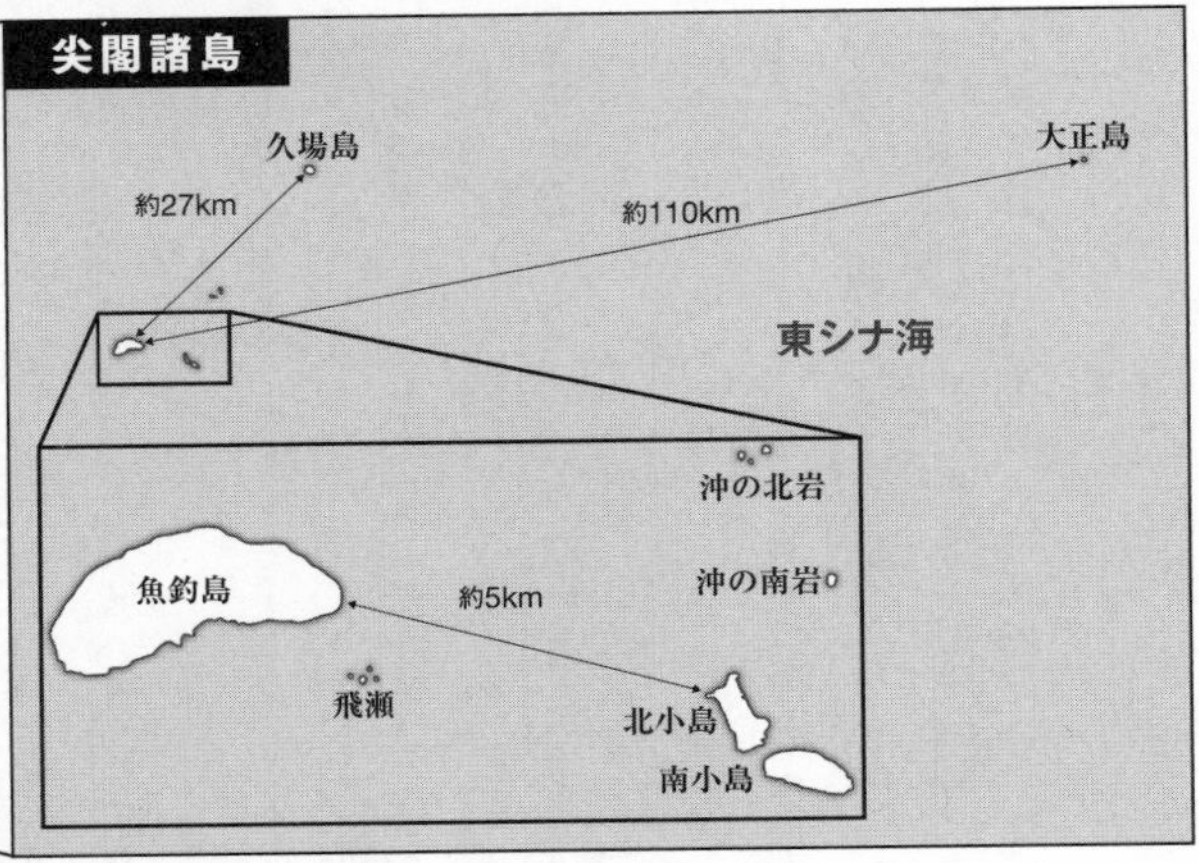

尖閣諸島への一般人の立ち入りは禁止されている。
(島間の距離は外務省ホームページより)

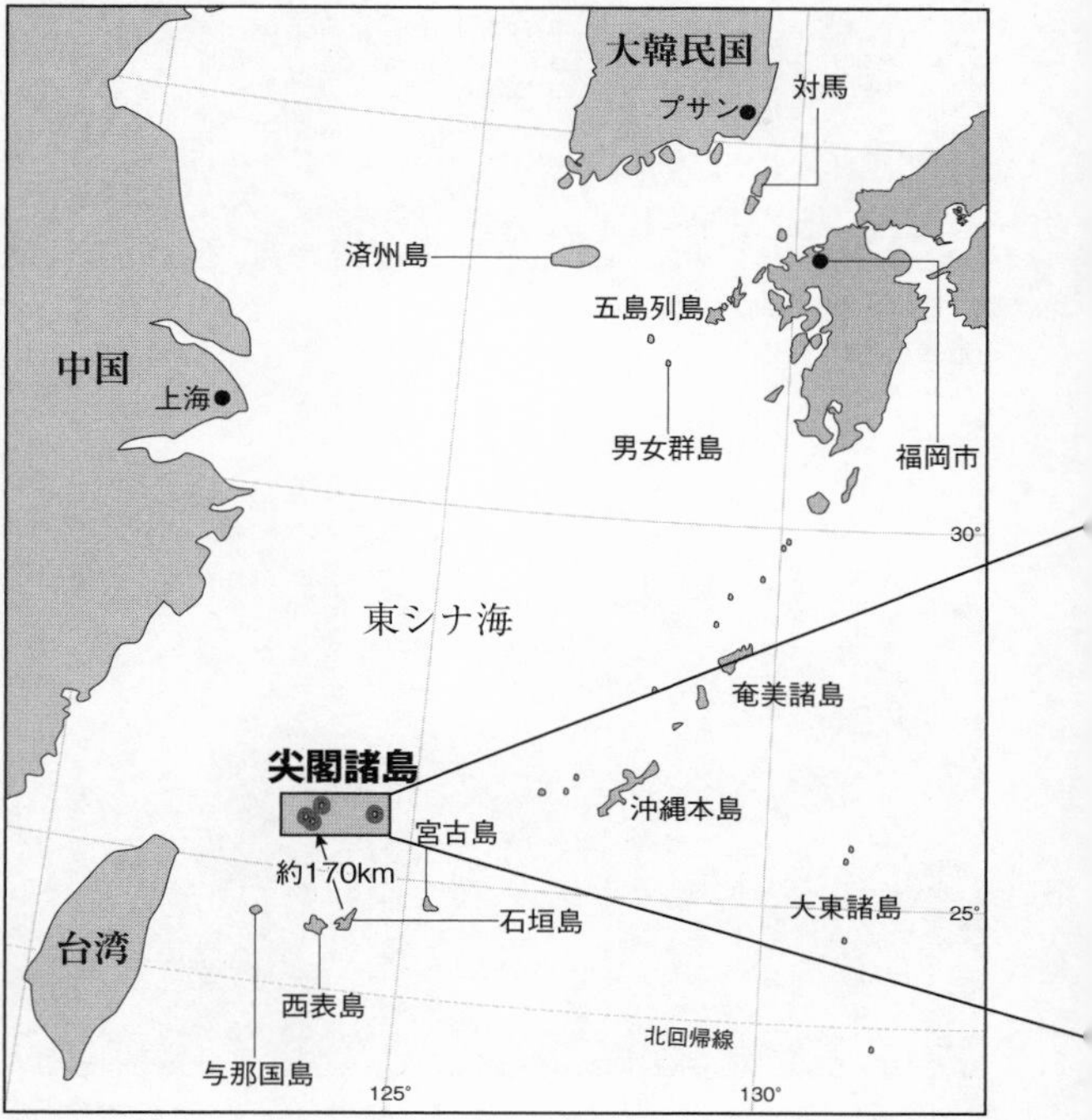
大韓民国
プサン
対馬
済州島
五島列島
中国
上海
男女群島
福岡市
30°
東シナ海
奄美諸島
尖閣諸島
沖縄本島
宮古島
約170km
大東諸島
25°
石垣島
台湾
西表島
北回帰線
与那国島
125°
130°

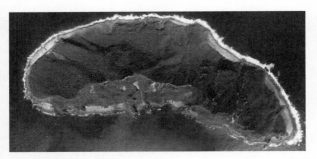

尖閣諸島で最大の島、魚釣島
（写真：国土画像情報・空中写真・国土交通省）

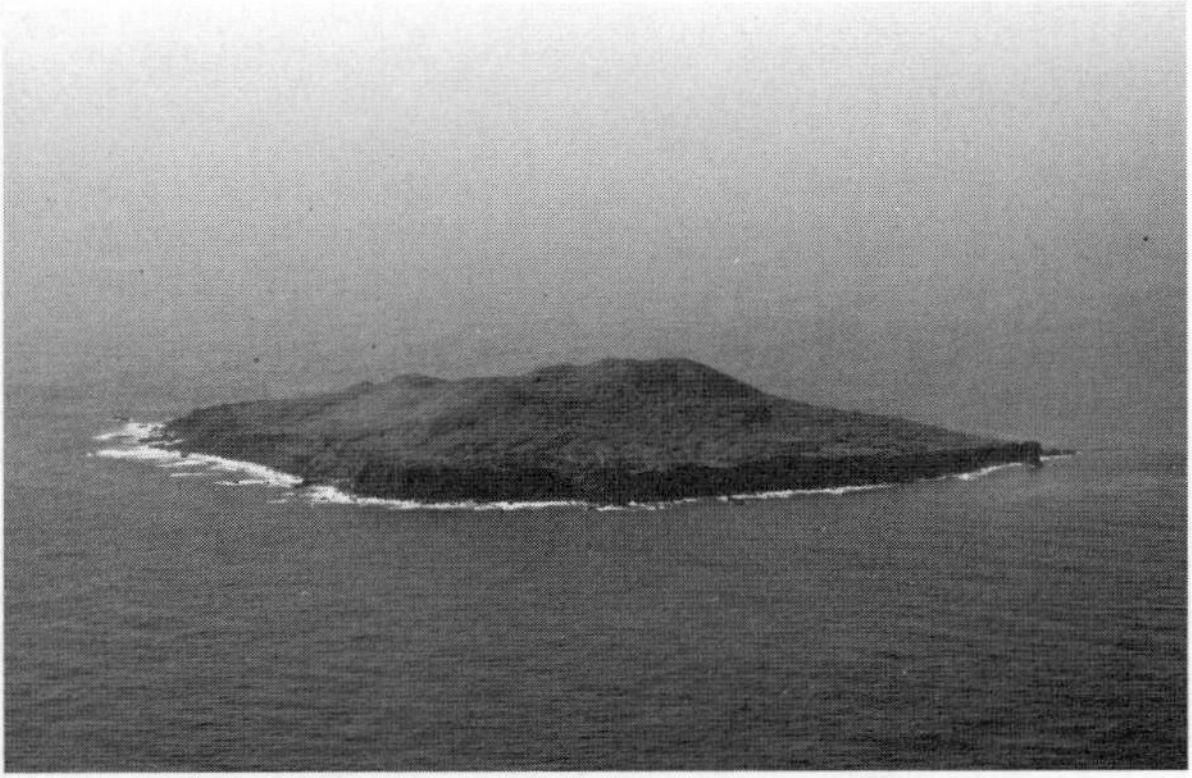

尖閣諸島で二番目に大きい、久場島（写真：海上保安庁レポート2011年度版より）

現に我が国はこれを有効に支配しています。したがって、尖閣諸島をめぐって解決しなければならない領有権の問題はそもそも存在しません》

日本が正式に尖閣諸島を沖縄県に編入し、固有の領土としたのは、1895年。同諸島が、その時点で無人島であり、またほかの国の支配が及んでいないことを確認したうえでのことだったという。

その後、同諸島は民間に払い下げられ、魚釣島を中心に羽毛採集やかつお節製造などの事業が一時期、活発に営まれた。第二次世界大戦後には米国の施政下に置かれたものの、1972年に沖縄（琉球諸島及び大東諸島。琉球諸島には沖縄本島をはじめ、尖閣諸島も含まれているとされる）の返還に伴って日本領土に復帰した。

中国の狙いは石油資源と太平洋への進出

ところが、中国政府は1992年に「中華人民共和国領海および接続水域法」を制定・公布し、尖閣諸島をそのなかに含めた。2008年以降は、尖閣諸島から12海里（1海里は1852メートル）の日本の領海と、そこに接する幅12海里の接続水域に中国の船舶を派遣するなど、日本への挑発行動を繰り返した。

また、2012年に日本が尖閣諸島の一部を国有化すると、それと同時に魚釣島などに領海基線（領海、接続水域、排他的経済水域などの範囲を定めるための起点となる線）を設定。さらに2013年には、尖閣諸島空域を含む東シナ海上空に防空識別区（防空識別圏）を設けた。

あくまでも中国の領土だとしているのである。

こうした動きを取る中国の狙いは、いったい何か。先の防衛関係者は、こう分析する。

「ひとつには資源だ。中国は、1968年に行われた国連の資源調査により尖閣諸島周辺の大陸棚に石油資源が埋蔵されている可能性のあることがわかって以降、自国領だと主張しはじめた。中国の古文書や地図に尖閣諸島の記述があることなどを持ち出し、島々を発見したのは歴史的には中国が先で、領有していたのは明らかというのだ。今日に至るも、その主張は変えていない」

資源獲得以外にも、別の目的があるようだ。防衛関係者は続けた。

「もうひとつが、軍事。尖閣諸島は、中国軍が太平洋へ出ようとする道筋にある戦略的な要衝と言える。また、防衛の観点からも重要視されている。中国が自国の防衛ラインとして想定している『第一列島線』より中国側にあるからだ」

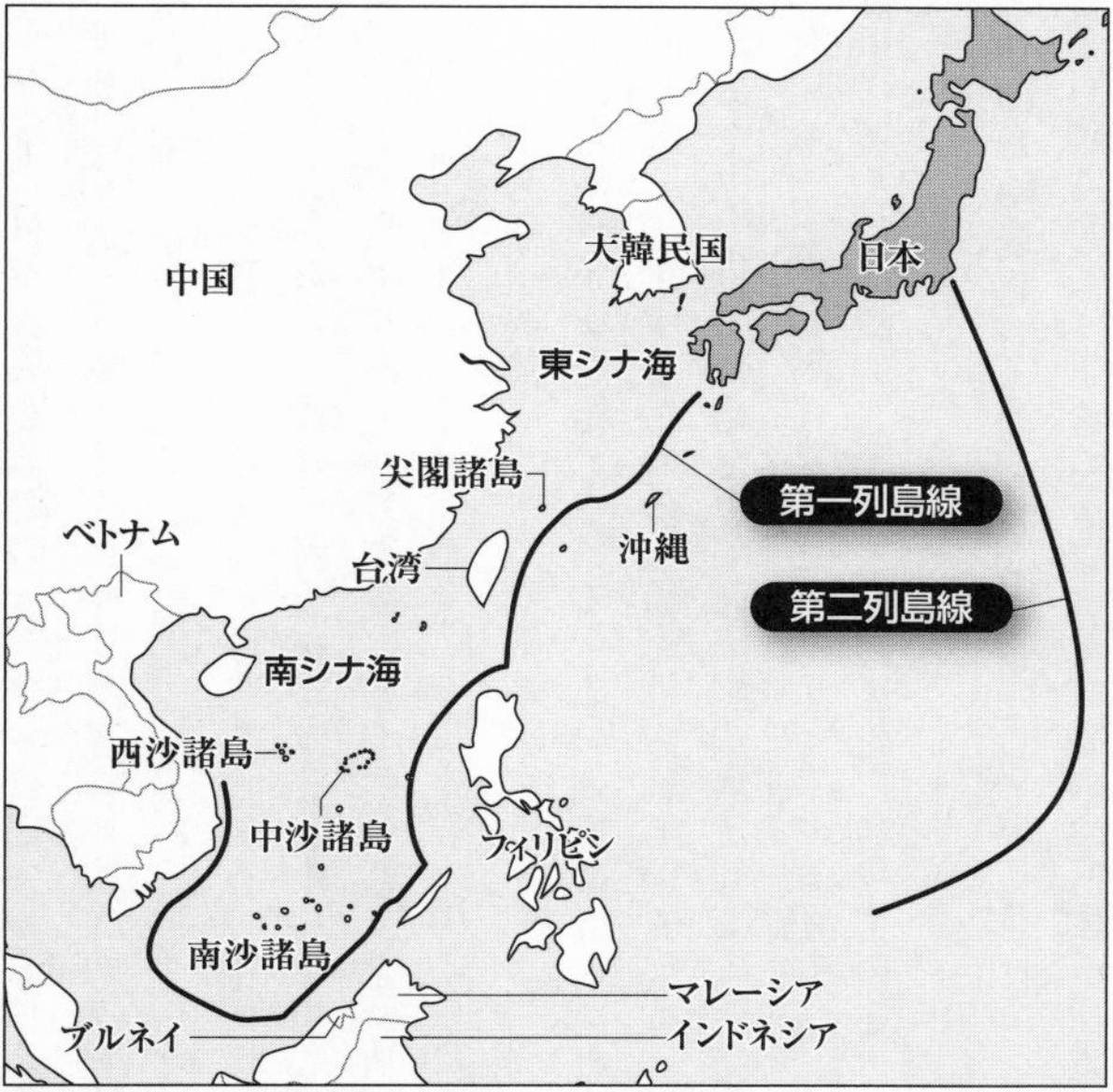

中国が想定する第一列島線、第二列島線という軍事戦略構想

「第一列島線」とは、日本列島を経て台湾、フィリピン、ボルネオ島に至る島々の連なりを指す軍事用語だ。もともとは中国共産党中央軍事委員会主席などを務めた最高指導者・鄧小平《とうしょうへい》の腹心であった海軍司令官・劉華清《りゅうかせい》が1982年に打ち出した中国軍の戦力展開のための地理的概念だという。中国海軍および中国空軍の対米国防ラインとされる。現在、習主席が率いる中央軍事委員会は、台湾や尖閣諸島、南シナ海の島々を断固譲れない「核心的利益」と位置づけている。

ちなみに、「第二列島線」という用語もこの時以降、用いられるようになるが、こちらは日本列島から伊豆諸島、小笠原諸島を経てサイパン島、グアム島、パプアニューギニアに至るラインを指している。この列島線は台湾有事に備え、中国海軍が米海軍の介入を阻止するための海域とみられている。

今日につながる中国海軍の戦略を提唱した劉華清は、「中国近代海軍の父」「中国航空母艦の父」などと呼ばれているというが、この戦略に基づいて行われている中国の動きは、著しい国際的な緊張と摩擦を生じさせている。

米軍に感染者が出た時を狙って東シナ海に進出

中国は2020年4月、ベトナム、フィリピン、マレーシアなど各国が領有権を主張する南シナ海に新たな行政区を設置すると発表し、物議を醸《かも》した。と同時に、尖閣諸島周辺海域に対する挑発行為をエスカレートさせた。

4月11日、中国海軍初の航空母艦「遼寧《りょうねい》」など6隻の艦隊が沖縄本島と宮古島の間の海域（宮古海峡）を通過した。2019年6月以来のことであった。「遼寧」は、全長305メートル、最大幅78メートルで30ノット（時速約56キロ）の速力をもつ艦船だ。兵員はおよそ2000名、また戦闘機は24機を搭載でき、対空ミサイルや対潜ロケットを装備している。その艦船が補給艦などを従えて6隻で航行し、その後、南シナ海で演習を行ったため、防衛省は警戒を強めた。海上自衛隊の護衛艦と哨戒機が対応に当たった。

同船団は、4月28日にも宮古海峡を通過し、今度は東シナ海に向けて航行。防衛省によると、「遼寧」が宮古海峡を往復したのは初めてだという。また、演習の狙いについて同省は、乗組員に新型コロナウイルス感染が広がった米海軍の航空母艦などの即応力を試そうとしたことに加え、宮古島に配置された陸上自衛隊のミサイル部隊を牽制する狙いがあったとみられるとの見解を示した。

事実、米海軍は4月23日、横須賀基地を母港とする原子力空母「ロナルド・レーガン」で乗組員の新型コロナウイルスの感染者が少なくとも16人に達したことを明らかにした。同艦は定期整備のため横須賀に停泊中であったものの、その影響もあって出港のめどが立たない状況だとした。

また、これに先立ち米海軍は4月18日、同じく太平洋艦隊に所属する原子力空母「セオドア・ルーズベルト」の乗組員655人が新型コロナウイルスに感染したことを発表。グアム島の基地に停泊したことを明らかにした。

この措置をめぐっては、ブレット・クロージャー艦長が解任されるなどの混乱もあった。同艦長が国防総省宛に3月30日付で書簡を送付し、米兵が戦争以外で死亡するのを防ぐよう対応を強く求めたところ、米海軍は4月2日に艦長を解任。トーマス・モドリー長官代行は、クロージャー艦長について「極めて不適切な判断を示した」と述べていた。

そうした混乱のなか「セオドア・ルーズベルト」は停泊を続け、活動を再開したのは5月後半になってのことであったが、米原子力空母の相次ぐ活動停止という事態を前に、中国軍はその動向を探っていたとみられている。

この間、中国海警局（中国人民武装警察部隊のひとつで、領海の警備、監視、犯罪取り締まりなどに当たっている）も積極的な行動に出ている。4月14日に日本の領海のすぐ外側にある接続水域に3隻の船を出したのを皮切りに、一日も欠かさず、尖閣諸島周辺海域に現れるようになったのである。

5月には、3日間にわたって日本漁船を追尾するという挑発行為も確認された。同月8日、中国海警局は4隻の船を尖閣諸島周辺の接続水域に出し、うち2隻が領海を侵犯。魚釣島の西南西約12キロの海上で操業していた漁船に接近し、追尾を開始したのである。

警備に当たっていた海上保安庁の巡視船が間に入り、漁船の安全を確保したものの諦めず、中国船は漁船が接続水域に出ると接続水域に、漁船が領海に入ると領海にといった行為を3日間にわたって続けたのだ。

石垣市による尖閣の地名変更に対抗措置を取る中国

日本政府はただちに中国政府に抗議したが、中国政府はあっさりとはねつけた。中国外務省の趙立堅副報道局長は、2020年5月11日の記者会見で「日本漁船が中国の領海内で違法な操業をしたため、海域から出るよう求めた」と述べて海警局の行動を正当化したうえ、海上保安庁の対応を妨害行為と断じ、再発防止を求めたのだった。

6月に入ると、今度は潜水艦が投入された。防衛省によると、6月18日から20

日にかけて中国海軍所属の潜水艦が鹿児島県奄美大島周辺の接続水域を潜水航行したという。

その翌日の21日には、尖閣諸島周辺海域で漁船が中国船4隻に追尾される事件がまた発生した。

尖閣諸島の地名変更にも、中国は敏感に反応した。6月22日、沖縄県石垣市市議会が尖閣諸島の名称を「登野城《とのしろ》」から「登野城尖閣」に変更する議案を賛成多数で可決すると、中国は即反発したのである。

中国外務省の趙副局長は「断固反対する」と表明。さらに23日、中国自然資源省は東シナ海の海底地形の名称一覧表を発表したが、そこには尖閣諸島周辺も含まれており、尖閣諸島の中国名である「釣魚島《ちょうぎょとう》」の名前を冠した「釣魚窪地」「釣魚海底峡谷群」などといった名称も入っていた。

自然資源省はホームページ上で「地名に関する使用をさらに規範化するため、東シナ海の一部の海底地形に実体的で標準的な名称を与えた」と説明しているものの、自国領と主張している尖閣諸島の名称を日本が変更したことに対抗する措置であるのは明らかだ。

こうしたなか、海警局の船団派遣は継続され、7月2日には連続80日という異例の事態に至った。これまでの最長記録であった65日を優に超えるものだ。

しかも、またもや領海侵犯と漁船追跡を行ったばかりか、今回は領海内にとどまり続けた。第11管区海上保安本部によると、同日、尖閣諸島の沖合に海警局の船4隻が現れ、そのうち2隻が日本の領海に侵入したという。その後、2隻は魚釣島の西およそ7キロの海上で日本の漁船に接近した。海上保安本部は、巡視船を海警局の船との間に入れるなどして漁船の安全を確保すると同時に領海から出るよう警告も発したが、2隻は黙殺。その後も領海内にとどまったのである。

一触即発の危機にも対応の鈍い日本

一触即発の事態だ。ところが、これに対し、日本の対応は鈍い。

菅義偉《すがよしひで》官房長官（当時）は、2020年7月2日の記者会見で「尖閣諸島は歴史的にも国際法上も疑いのないわが国固有の領土であり、現に有効に支配している。中国側の活動は深刻に考えており、巡視船による警告や外交ルートを通じた厳重な抗議を繰り返し実施している」と述べ、また6日には「わが国の領土、領海、領空は断固として守るとの方針のもとに緊張感をもって関係省庁間で連携し、尖閣周辺の警戒監視に万全を期していく」と語ったものの、習主席の国賓来日をめぐって自民党の外交部会が中止を求める決議案を政府に提出する動きがあることについて問われると、「政府としてコメントすることは差し控えたい」という桜配だった。

しかるに中国はというと——。

外務省の趙副局長は3日、日本側の厳重抗議に対し、「絶対に受け入れない」と主張。さらに、6日の記者会見では、こう言い放った。

「このほど中国海警局は釣魚島海域で通常の巡航時、日本漁船1隻が釣魚島領海に不法侵入したのを発見した。中国海警局の船は法に基づいてこの漁船に対して追跡と監視を実施し、中国側海域から即時に立ち退くよう要求した。中国側が、すでに外交ルートを通じて日本側に厳正な申し入れを行い、中国の主権への侵害を直ちにやめるよう促した。釣魚島及びその附属島嶼《とうしょ》は中国固有の領土であり、釣魚島海域での巡航と法執行は中国固有の権利だ」

日本政府は習主席への対応を見てもわかるとおりに、なんとかなると思っているかのようだが、それに対する中国の反応を見ると、もはやそんな段階ではない。

「中国は本気でやる気だ。尖閣をぶん捕るつもりで仕掛けている」

防衛関係者もそう語る。そして、興味深いレポートがある、と言って続けた。

「ワシントンDCにあるシンクタンクで米国の防衛戦略に大きな影響力をもつ『戦略予算評価センター（CSBA）』が5月19日、『Dragon Against the Sun: Chinese Views of Japanese Seapower（龍対日：日本のシーパワーに対する中国の見方）』と題する論文を発表した。

同センターの上席研究員で、海軍大学（U.S. Naval War College）で戦略担当教授を務めるなどした軍事専門家であるトシ・ヨシハラ氏が執筆したものだが、太平洋戦争について書かれた歴史書『Eagle Against the Sun: The American War with Japan（鷲対日：日米戦争）』にちなんでタイトルを付けたようだ。

このなかでヨシハラ氏は、過去10年間で中国海軍が艦隊の規模、総トン数、火力等の重要な戦力において海上自衛隊を追い越したと指摘し、中国の指導者は、中国海軍のほうが優位であるという見通しによって、日本との局地的な海洋紛争において攻撃的な戦略を採用するだろうと警告を発している。

尖閣諸島を奪取する中国政府の驚愕のシナリオ

論文には、中国が数日のうちに尖閣諸島を奪取する具体的なシナリオも記されていた。防衛関係者によると、以下のようなものだという。

1. 海上保安庁の船が尖閣諸島海域に侵入する中国海警局の船を銃撃し、その後、中国海軍が日本側を攻撃
2. 尖閣諸島海域は戦争状態に。中国空母などが宮古海峡を通過し、日本側が追跡
3. 日本の早期警戒機と戦闘機が東シナ海の上空をパトロールするが、中国軍がそれらを撃墜
4. 自衛隊が併用する那覇空港を中国が巡航ミサイルで攻撃
5. 米国は日米安保条約に基づく協力要請を拒否。中国への経済制裁に留める
6. 宮古海峡の西側で短期的かつ致命的な軍事衝突が勃発
7. 米軍は依然として介入せず、米軍の偵察機が嘉手納基地に戻る。中国軍は米軍が介入しないことを確認
8. 中国が4日以内に尖閣諸島に上陸

実際に中国がこうした作戦計画を立てているか否かは定かではないものの、尖閣諸島侵攻のための準備は着々と進めている、と防衛関係者は指摘する。

「第一に先兵役を務める海警局の船を大型化し、増強を図っている。海上保安庁の巡視船の多くは1000トン級だが、中国はこれをはるかに上回る3000トンから5000トン級の船を次々と投入している。なかには1万トン級のものもあり、大型の機関砲まで装備している。

機構改編や法改正を行い、海警局を準軍事組織に格上げもした。そもそも海警局は国務院傘下の国家海洋局に所属していたが、2018年に中央軍事委員会が指揮する中国人民武装警察部隊の傘下に配置換えになった。そして、今年（2020年）6月、同部隊の組織法である人民武装警察法が改正され、戦時には軍と一体で動き、軍事作戦にも参加することになった。また、平時においても軍との共同訓練や演習などを実施するよう取り決められた」

まさに尖閣諸島奪取のシナリオに描かれた事態を想定しているかのような動きだ。中国は実際にやりかねないということである。

歴史を見ても、それはうなずける。

1974年、中国は南シナ海の西沙《せいさ》諸島をめぐってベトナムと交戦し、同諸島を奪取した。ベトナム戦争が終りに近づき、米国が弱くなった隙を突いてのことだった。

また1988年には、ソ連が衛星国への不干渉を表明してそれらの国々が相次いで民主化し、東西冷戦が終結へと向かうなか、ソ連の庇護を失ったベトナムに対し、やはり南シナ海にある南沙《なんさ》諸島の領有をめぐって海戦を仕掛け、ファイアリー・クロス礁、ジョンソン南礁、クアテロン礁、ガベン礁、ヒューズ礁、スービ礁を奪った。

さらに1989年に東西冷戦が終結し、それを受けて1991年末、米国がクラーク空軍基地、スービック海軍基地をフィリピン政府に返還し同国から撤退すると、この直後から南沙諸島において中国軍が活動を活発化。1995年、フィリピンが実効支配していたミスチーフ礁を占拠し、建造物を構築したのだ。いずれも、戦力に勝る大国の不在を突いたものであった。

日米安保条約第5条で日本を守るはずのアメリカだが……

そして、米国はドナルド・トランプ前大統領のもと「米国第一主義（アメリカン・ファースト）」を掲げ、国際協調に背を向けつつあった。軍事介入にも消極的になった。先に触れたシナリオのように、たとえ尖閣諸島が攻められても、米軍が動かない可能性がある。

「中国の侵略史から見て、尖閣諸島問題でキーになるのは米国のプレゼンス（存在）なのだが……」

防衛関係者も、歯切れが悪い。

米国は、公式には尖閣諸島も日米安全保障条約の範囲内であるとしている。その第5条には、こう明記されている。

《各締約国は、日本国の施政の下にある領域における、いずれか一方に対する武力攻撃が、自国の平和及び安全を危うくするものであることを認め、自国の憲法上の規定及び手続に従って共通の危険に対処するように行動することを宣言する》

２０１７年2月に来日したジェームズ・マティス米国防長官（当時）も、「尖閣諸島は日本の施政の下にある領域であり、日米安保条約第5条の適用範囲だ」としたうえで、「米国は尖閣諸島に対する日本の施政を損なおうとするいかなる一方的な行動にも反対する」と中国を牽制している。

バラク・オバマ元大統領の発言を踏襲したものだ。２０１４年4月に行われた日米首脳会談の際、オバマ元大統領は「日本の施政下にある領土は、尖閣諸島を含め、日米安保条約第５条の適用対象になる」と明言したのである。

概してオバマ元大統領に批判的なトランプ前大統領も、日米安保条約を順守する姿勢では一致しているかに見えるのだが……。

防衛関係者は、こう付言した。

「いまの状況からすると、手放しで安心していいものかという懸念がある」

トランプ政権で国家安全保障問題を担当したジョン・ボルトン大統領補佐官は、トランプ前大統領と対立し解任される以前には、「米国第一主義」との類似が指摘される「モンロー主義（相互の内政や紛争等には干渉しないとする孤立主義）」を公然と唱え、「今日、我々は万人の前で誇りをもってモンロー主義は健在であると宣言する」などと演説したこともある。

「これこそがアメリカの本音なのではないか」

防衛関係者は、そう語ったうえで、さらなる警句を発した。

「尖閣諸島が竹島にダブってしまう。同じようなことが起こらなければいいが……」

竹島を武力で取られた過去に学ばないのか

島根県沖の日本海に浮かぶ竹島については、苦い歴史がある。

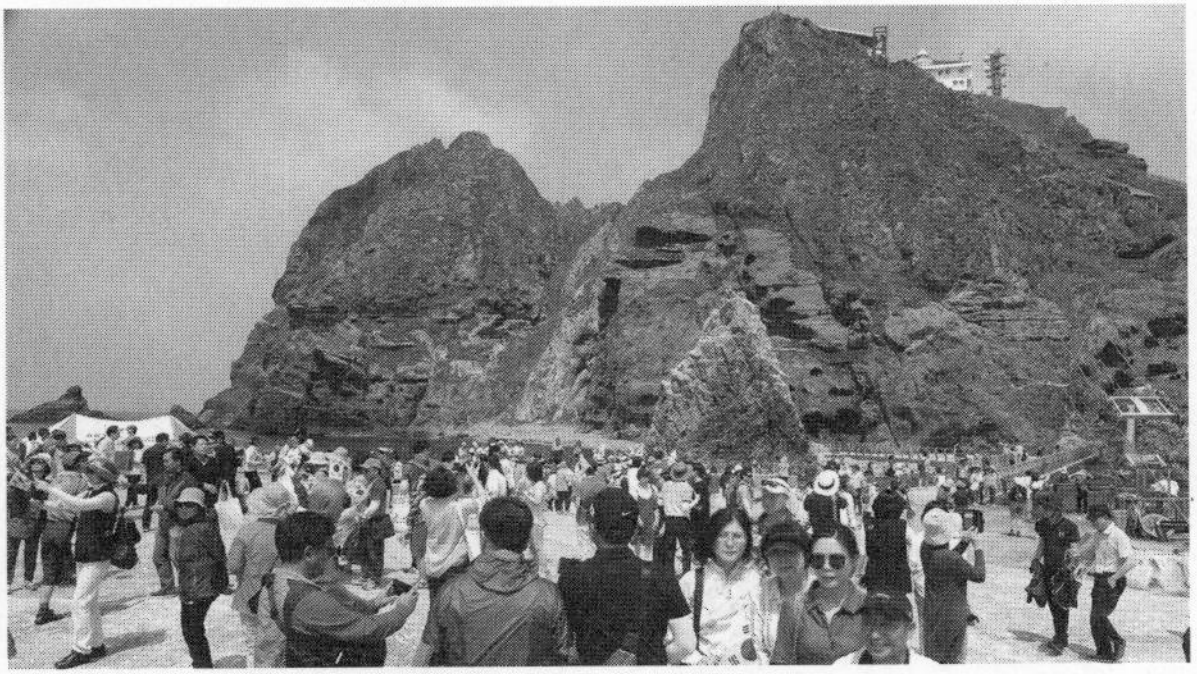

日本の領土であるが、韓国に侵略されて、いまでは観光地になっている竹島
（2019年7月4日、写真：YONHAP NEWS/アフロ）

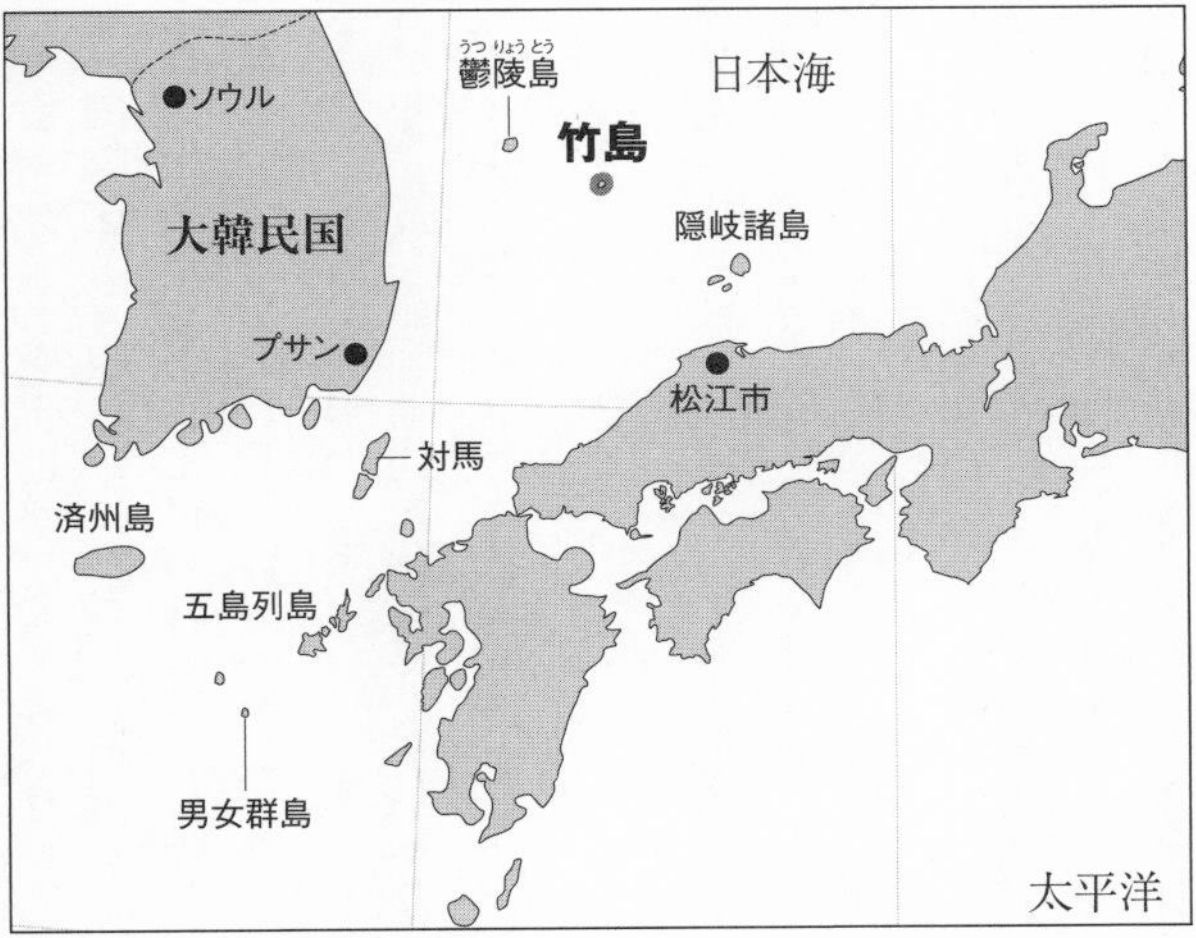

領土・主権対策企画調整室は、尖閣諸島に対するのと同じく、こう述べている。

《竹島は、歴史的事実に照らしても、かつ国際法上も明らかに日本固有の領土です。韓国による竹島の占拠は、国際法上何ら根拠がないまま行われている不法占拠であり、韓国がこのような不法占拠に基づいて竹島に対して行ういかなる措置も法的な正当性を有するものではありません》

韓国が不法占拠を行ったのは、1952年1月。韓国初代大統領であった李承《りしょう》晩《ばん》が「隣接海洋に対する主権宣言」を発し、日本海の公海上に韓国の主権が及ぶ範囲を示す境界線（「李承晩ライン」と呼ばれている）を一方的に設置した。竹島はそのなかに含まれていたのである。

この宣言に対しては、日本ばかりか米国も「国際法に反する」と強く抗議したが、韓国は聞き入れようとはしなかった。それどころか1953年1月には、「李承晩ライン」内の日本漁船の拿捕《だほ》を指示。翌2月には、拿捕に伴う銃撃で日本人の死亡者も出た。

そして4月に入ると、「独島（竹島の韓国名）義勇守備隊」なる組織を竹島に送り込んで駐屯させ、1954年6月には韓国沿岸警備隊の駐留部隊を竹島に派遣した。そうしたなか、竹島周辺を航行中の海上保安庁巡視船が銃撃される事件

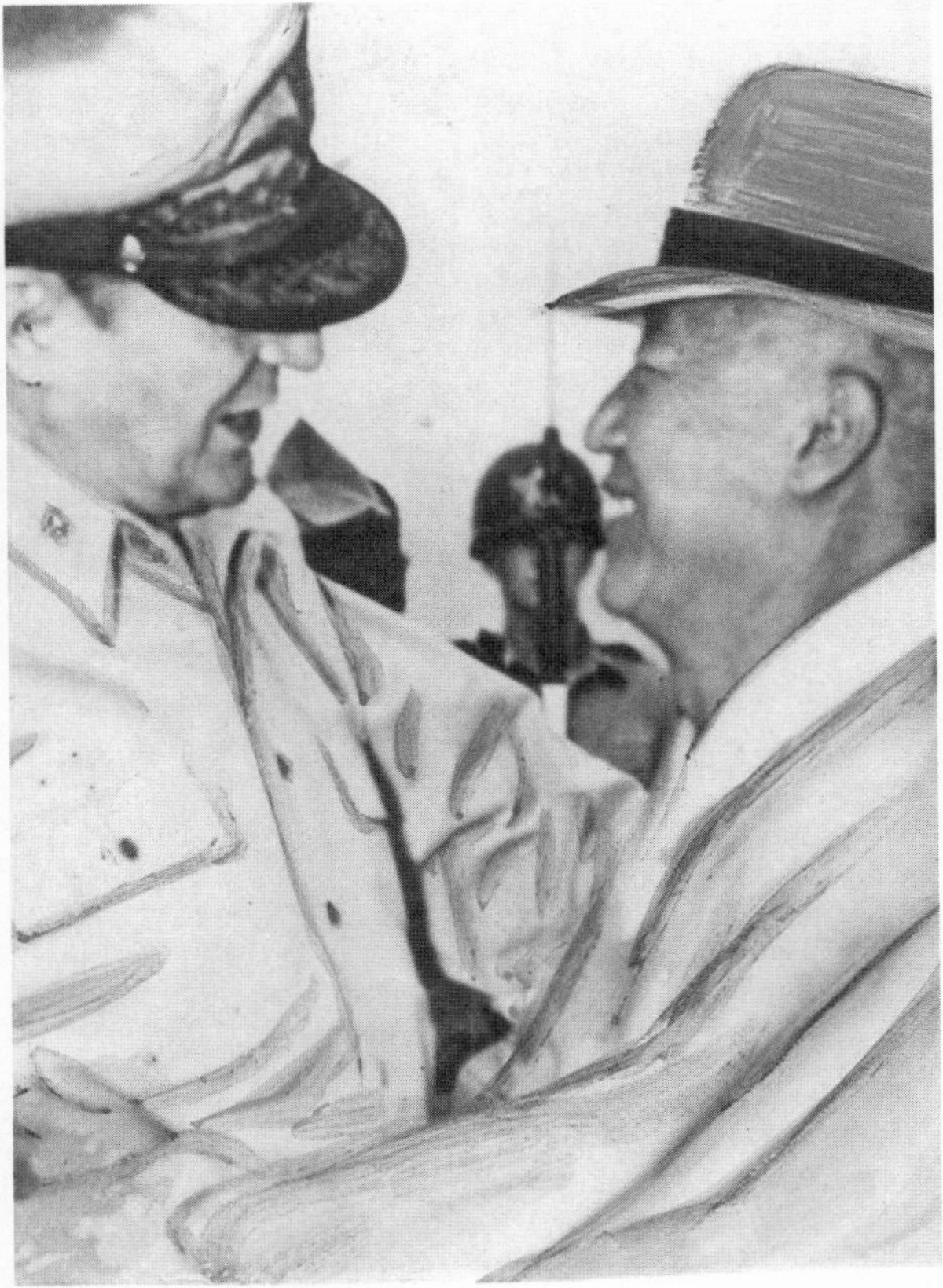

1951年4月13日に マッカーサー（左）と談笑する李承晩（右)。この翌年、李承晩は「李承晩ライン」を発した（写真：産経新聞社）

も発生した。

その後も韓国側は不法占拠を続けた。警備隊員を常駐させたばかりか、宿舎や監視所、ヘリポートなどを構築したのである。現在に至っては、韓国の観光地化している。

「一度、取られてしまったら、容易に取り返せないのが領土というものだ。北方領土と同じだ。尖閣諸島が3番目になるようなことは断じて容認できない。仮に米国が頼りにならないならば、独自で防衛できる装備や体制を構築しなければならない。中国は力をもって日本を取りに来ているのだ」

防衛関係者は、そう総括した。

北海道根室半島沖にある北方領土は、第二次世界大戦での日本の敗戦が色濃くなり、軍が壊滅状態にある最中、だまし討ちのようにしてソ連に奪われ、いまだ返還されていない。

領土問題に取り組む政治家の一人は、こんな考え方を示した。

「米国が当てにならないなら、核武装という禁じ手がある。戦艦や空母、戦闘機に莫大なカネをかけ、また自衛隊員の生命を危険にさらすことを考えれば、核兵器をもつほうが合理的だ。日本の技術からすれば難しいことでもない。兵器や装備のレベルで日本よりも、はるかに貧弱な北朝鮮に世界各国が配慮するのを見ればわかるとおりで、一考の価値はある」

核武装はもちろんのこと、通常の兵器や装備の増強にも大いに躊躇《ちゅうちょ》はあろう。だが、領土保全のためには、何らかの対抗手段を講じざるをえない。そんなことを迫られるほどに、中国はいま領土拡大の野望のもと、暴走しつつある。

（了）

独裁国家ならではの中国の防疫対策　無人監視システムが感染者を炙り出す

新型コロナウイルスを封じ込んだと豪語する中国だが、はたしてどのようにやったのか。独裁国家ならではのシステムが、そこにはあった。

奥窪優木（フリージャーナリスト）

突如封鎖された武漢

中国武漢に端を発し、世界を混乱に陥れた新型コロナウイルスは、ここ数年、中国が被り続けている法治国家の仮面を引きはがし、独裁国家の素顔を露見させた。

２０２０年1月20日、鐘南山グループ長率いる中国・国家衛生健康委員会（ＮＨＣ）専門家チームは、広東省で新型コロナウイルスのヒトからヒトへの感染（ヒト－ヒト感染）が確認されたと発表した。武漢市で未知のウイルスの感染者が続出していることについては2019年12月の段階でネット上の噂となっており、年明けには国内外のメディアによっても報道されていたが、中国政府はヒト－ヒト感染の可能性を認めていなかった。鐘南山チームによるこの発表こそが、中国政府が新型コロナのアウトブレイクを認めた事実上の瞬間だった。

そして中国が、史上まれに見る都市封鎖に踏み切ったのはわずか3日後のことだった。

「2020年1月23日午前10時より、全市のバス、地下鉄、フェリーボート、長距離旅客輸送を含む公共交通の全てを暫定的に停止する。特殊な事情がない限り、市民は武漢を離れてはならない。武漢から外部に移動する飛行場や列車の駅は暫時封鎖する。回復時期は追って通知する。市民と旅客の寛大な理解と協力を求める」

そう発表されたのは23日の午後2時のこと。ほとんどの市民は、朝起きて市の封鎖を知り、すでに市街への脱出が不可能だと悟ったのだ。

同時に、「悪意を以て市街に脱出した者」に対しては、中華人民共和国伝染病防治法の適用により7年以下の懲役が科せられるという通達も出された。

また、複数の地方政府は、感染の疑いがありながら隔離や診察から逃れている者を密告した場合に、報奨金を出すとも約束した。

海外でも伝えられた、警察がマスクをしていない市民を柱に縄で縛りつけたり、雀荘に踏み込んで麻雀台を破壊したりといった騒動も、このころに起きたものだ。

これほどの強権的な強制力を議会の承認もなしに発動することは、日本を含む民主国家には不可能だ。まさに独裁国家中国ならではの強みを生かした防疫体制で、感染拡大を食い止めようとしたわけだ。

中国当局が公式に認めているだけでも8万人以上の感染者と3000人以上の死者を出しながらも、いちおうの抑え込みに成功した秘訣のひとつは、国民に有無をいわせない独裁体制にあったといっていいだろう。

感染者の割り出しに「ハイテク監視体制」

ただ、中国の防疫体制の特徴はそれだけではない。最新技術を防疫の現場に積極的に投入した点も、各国とは一線を画している。

例えば市中の感染者や、感染ルートの割り出しには、最新のIT技術が応用されている。各地方政府には、市民の体温や行動を管理する「健康コード」が導入された。市民は、専用アプリをインストールし、そこに健康状態をアップデート

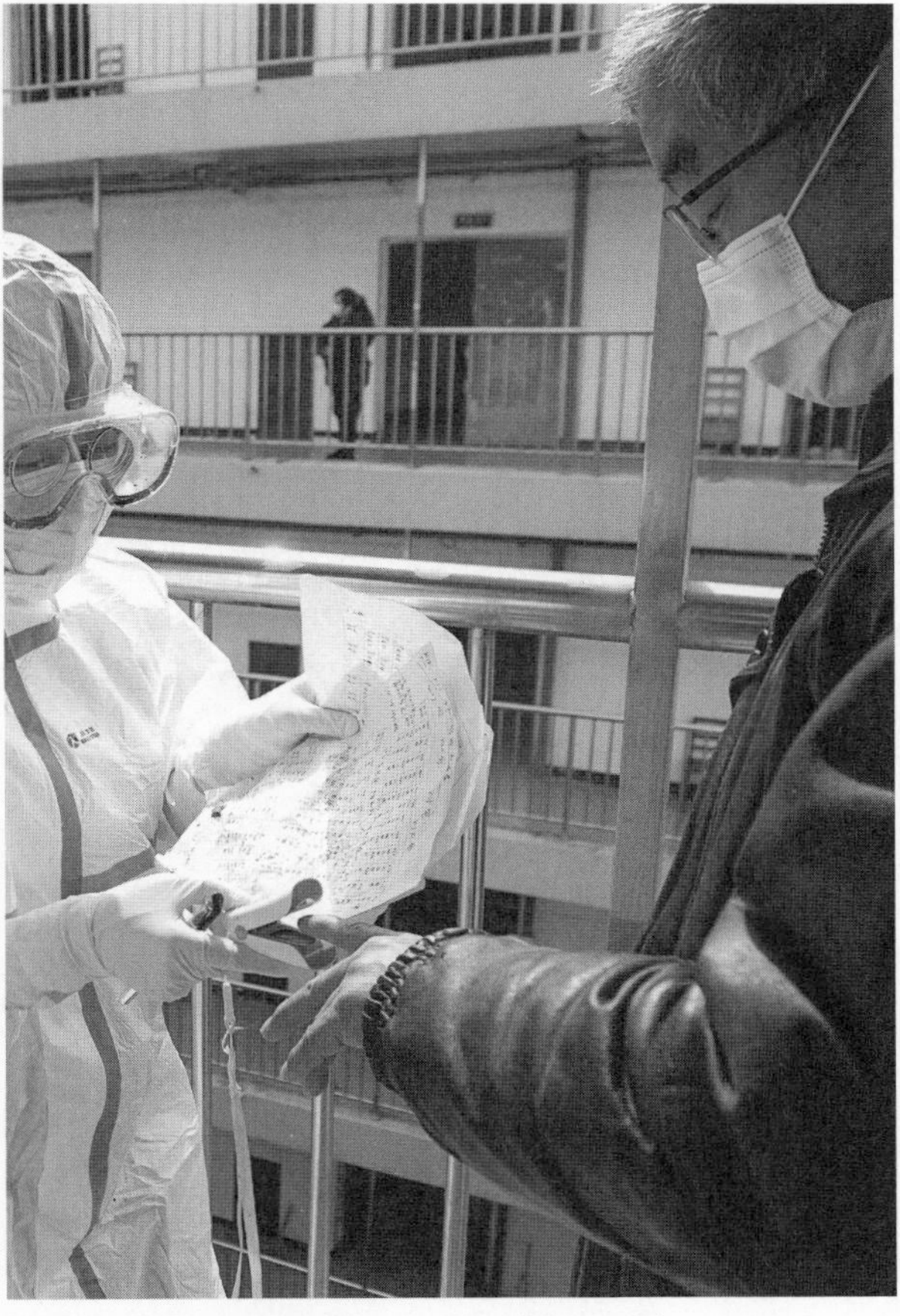

武漢のマンションで検査を受ける住民（写真：新華社／アフロ）

することが求められる。ここで、「咳が出る」「熱がある」などの異常を申告すれば、外出は禁止され、病院で診察を受けることが要請される。このアプリはスマホの位置情報を発信しており、感染の疑いのある者がどこにいるか、当局がたちどころに把握できるようになっている。

街中の随所で行われる検問では、当局の職員が掲げるQRコードをこのアプリで読み込む。その際には検温も行われる。こうすることで、感染が発覚したのちに、その人物の動線も追跡できるようになっているのだ。

河南省鄭州市に住む40代の男性は、QR検問の徹底ぶりについてこう話す。

「家から歩いて5分ほどの距離に買い出しに行くまでに、まず店のある地区に入る際に1回、店に入るときに1回、自分が住んでいるマンションの敷地内に入るときに1回と、計3回もQR検問を受けないといけなくて不便極まりない。検問所はQRコードが貼ってあるだけで無人のこともあるが、位置情報が筒抜けなので、素通りしたらすぐにばれてしまうので、それもできない」

QR検問には、ドローンも投入されているようだ。広東省深圳市に住む、50代の日本人男性の話。

「3月上旬、市内の幹線道路を車で走っていたときのこと。検問が行われていたので前方にいた警察の指示に従って車を一時停車させた。いつもの検問だと思ったのですが、警察官は一向に近づいてこない。戸惑っていると、ＱＲコードをぶら下げたドローンが頭上から下りてきて、『ＱＲコードをアプリで読み取ってください』と音声で案内されました」

市内では、全国２億台の監視カメラと顔認証技術による「天網工程」も、隠れ感染者の割り出しに活用されている。広東省恵州市に住む30代の男性は話す。

「３月の初め頃から、防護服に身を包んだ公安職員が突然家にやってきて強制連行されたという話を複数の人から聞きました。街中に設置してあるサーモグラフィで発熱が確認されたため、監視カメラに写った顔から自宅を割り出されたのだそうです。彼らはＰＣＲ検査で陰性が確認されたら解放されるようですが、天網工程の怖さを思い知らされました」

ちなみに天網工程の顔認証技術は、コロナ禍の最中に大きな進歩を遂げた。まず、マスクをした状態でも、個人を特定することが可能なレベルにまで習熟した。さらに、ファーウェイは、顔の特徴からウイグル族を識別する高度な顔認証技術の開発にすでに成功している。この技術は近い将来、天網工程に組み込まれ、ウイグル族に対する24時間の行動監視に利用されるものと見られている。

徹底した無人化・非接触化

最新技術が利用されているのは、市民監視ばかりではない。続出する感染者や感染が疑われる患者であふれかえった病院には、限られたマンパワーを補うためにＡＩ技術が生かされている。

北京市内にある北京市海淀病院で稼働している「非接触型巡回ロボット」もそのひとつだ。この移動式ロボットは、一日に40名の入院患者を巡回。検温や舌苔《ぜったい》の検査、さらには簡単な問診を通して音声や表情から異状を察知すれば、動画チャットで離れた場所にいる医師と患者を結ぶ。さらには、患者の状態や個性に対応した笑い話や音楽の提供により、精神面のケアも担当する。

また、広東省のある病院の隔離病棟では、無人で患者に薬や食事を届け、医療廃棄物や使用済みの衣類を回収するロボットも活躍中だ。このロボットは、エレベーターの使用やドアの開閉も自らこなすという。

中国のＥＣ大手「京東（JD.com）」は、無人配送車を武漢の公道で実用化した。これは原付バイクを一回り大きくした程度の小型輸送車に、自動運転機能が付属したようなシロモノで、主に市内の病院への配達に活用された。例えば武漢第九医院から受けた注文の50～70％が、このロボットによって配達されたという。

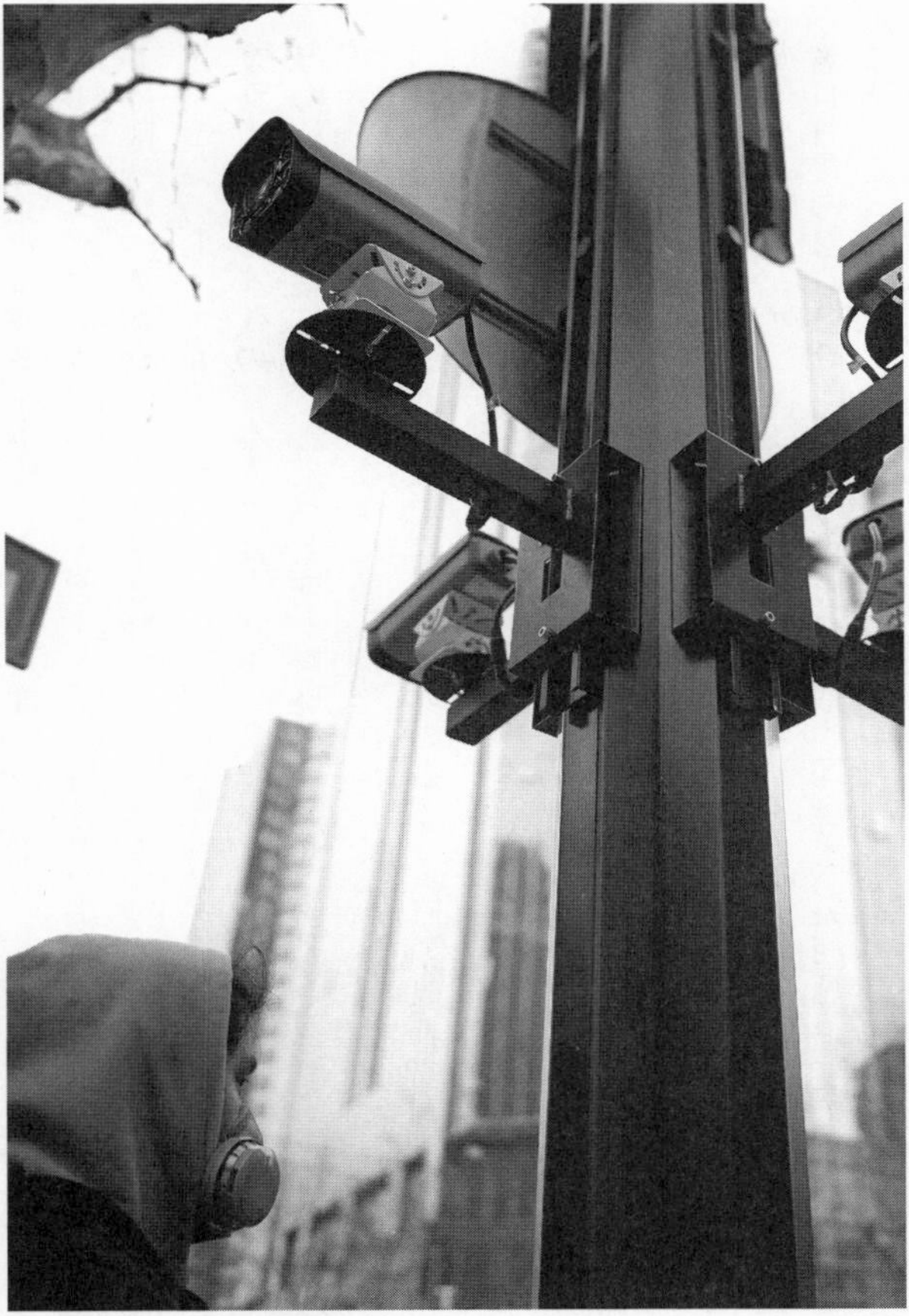

街角に備え付けられた監視カメラ（写真：ロイター／アフロ）

上海と北京では、ネット検索大手・百度（バイドゥ）などが参加する自動運転開発事業「アポロ計画」のパートナー企業、智行者が寄贈した、3台の無人配送車が隔離病棟への物資配送に採用された。この無人配送車は、人間の小走り程度の速度で走行し、フル充電から6～8時間の連続稼働が可能だ。

上海市在住の20代の日本人女性も話す。

「ほかにも、警察による無人パトロールロボットや、消毒液を噴霧する自動運転の車などが、人通りがなくなった商店街を往来しています。最初に見たときは、SF映画に出てくる、人類滅亡の後の世界のようで鳥肌が立ちました」

迅速だった勤務と学習のリモート化

今回のウイルス禍をきっかけに、日本でも多くの企業でリモートワークが暫定的に導入されたが、中国のそのスピードと規模は日本の比ではなかった。

多くの都市で強制的な外出制限が行われ、そもそも職場自体が閉鎖されたところがほとんどだったこともあるが、中国大手調査会社の試算によれば、武漢封鎖から11日後の2020年2月3日時点で、中国全土の在宅勤務者の人口は約3億人に達していた。

中国の各IT企業は、こうした急速なリモートワーク需要の増大に迅速に応えた。

巨大IT企業のアリババは、本来は有料だった自社のワークアプリ「DingTalk（釘釘）」の無償提供を始めた。このアプリには、オンライン会議や経費精算、さらには勤怠チェックといった労務管理にいたるまで、一通りの機能がそろっているため、無償提供開始から1週間ほどのあいだで全国1000万社以上に採用された。

微信（ウィーチャット）の運営会社である騰訊控股（テンセント）も、本来有料だった自社アプリ「騰訊会議（Tencent Meeting）」を無料で開放。さらにかつては2万台程度だったサーバーを5倍ほどに拡張した。また、動画投稿アプリ「TikTok」で知られる字節跳動科技（バイトダンス）は、自社リモートワーク用アプリの「飛書（Lark）」を中小企業や小規模行政機関に対し、3年間無償提供することを表明している。

同時に学習のリモート化も進んでいる。

日本では小中高の一斉休校が突如決定され、春休みと合わせ1か月以上の長期休暇となったことで、児童・生徒の学力低下を危惧する声も聞こえている。

中国でも2月5日までに、全国すべての小中学校と高校で一斉休校に入った。しかし、全国約2億人の児童・生徒は、「停課不停学」（授業は止《や》めても学習は止めない）のスローガンのもと、自宅学習を続けている。

そこで活用されているのが、各種アプリを使ったリモート学習だ。

アリババによれば、中国30省300都市にある学校では、前出のDingTalkのオンライン教室機能を使ってリモート授業が行われている。同社によると、2月10日の一日で、全国5000万人の生徒と60万人の教師が、同アプリを使用したという。

そのほかにも、類似の機能を持つアプリや、既存アプリの動画配信機能などを使い、全国約2億人といわれる小中高の児童・生徒全員が、休校措置の中でオンラインによる学習を受けているとされる。

広東省広州市で小学生の娘を持つ男性に聞いたところでは、教師によっては微信（ウィーチャット）などのチャットアプリで、個別の質問に答えてくれるとのことで、「リモート学習になって、娘は以前より勉強に意欲的になった」そうである。

また、今回の休校や行動制限を機に、小中高の教師が受け持つ授業以外にも、補習や英会話などの課外授業をオンラインで受ける児童・生徒が増えたという。こうして、企業や労働者の経済活動や児童・生徒の学習の停滞を最低限にとどめながら、都市封鎖や行動制限を行ったのだ。

日本ならば人権や個人情報管理などの議論が延々繰り返されるであろうハイテクを駆使した新しい取り組みを、独裁国家ならではの迅速さで積極的に導入したことが、中国の防疫体制のひとつのアドバンテージだったことは間違いないだろう。

ただ、忘れてはならないのは、一党独裁の下での言論統制によって感染の危険性が国際社会に周知されず、世界的な感染爆発の発端となったことだ。中国のハイテク防疫や新しい取り組みを積極的に採用する姿勢は見習うべきだが、同時に中国が敷く言論統制に対しては国際社会で連携し、撤廃させるように圧力を加えていくことが必要だ。

（了）

資料2 日本の感染爆発と中国人

編集部

次の見開きのページの表を見てほしい。感染者数と人口、そして中国人観光客宿泊者数を表にしたものだ。特徴的なところを太字にした。

まず、感染者数（2020年3月29日時点）で100人を超えた都道府県。そして、人口10万人あたり2人以上の感染者のいる都道府県だ。単に感染者数が多いだけでなく、比率が高い都道府県も炙り出した。さらに、人口1000人あたりで150人以上の中国人観光客宿泊者数がいる都道府県。そして、人口が500万人以上の都道府県と中国人観光客宿泊者数が100万人を超える都道府県だ。

それを見ると明らかなのが、人口500万人以上で、中国人観光客宿泊数が100万泊を超えているところは、感染者が100人を超え、人口10万人あたりの患者数も2人を超えているということだ。北海道、千葉県、東京都、愛知県、大阪府がそれにあたる。

ここから確実に言えることとは、中国人観光客が新型コロナのウイルスを各地に持ち込み、人口の多い街で増殖したということだ。

しかし、中国人観光客が多くても、感染爆発が起きてないところがある。静岡県と京都府だ。そこは人口が500万人を超えていない。一方、人口が500万人を超えていても、感染爆発が起きてないところがある。それは埼玉県と福岡県。ここは中国人観光客の宿泊が少なかった。ふたつの因子が新型コロナウイルスを増殖させたことは明らかだ。

さらに言えるのは、中国人観光客の宿泊が少なくても、新型コロナウイルスを増殖させている県があること。それは神奈川県と兵庫県。兵庫県に至っては、10万人あたりの感染者も2人を超えている。このふたつの県に共通しているのは、新型コロナを増殖させている都府の通勤圏であることだ。だから、埼玉県も危ない。100人の感染者は出していないが、80人を超えている。

ちなみに、静岡県は感染者増殖県である愛知県の隣の県であるが、通勤圏ではまったくない。静岡県の西部にある浜松も、隣の愛知県豊橋に通勤する者はいるが、名古屋まで行く者はいない。このことから、現在、首都圏と大阪・兵庫が一体となって都市の感染対策をしているが、これはまったく正しいということになる。惜しむらくは、もっと早く中国人の入国を阻止すべきであった。ここが最大の失敗である。

都道府県別感染者数と中国人観光客（2020年３月29日時点）

都道府県	感染者数（人）	10万人あたりの感染者数（人）	人口1000人あたりの中国人宿泊者数（人）	3月平均気温（℃）	人口（千人）	中国人観光宿泊者数（2018、人）	備考
北海道	**175**	**3.31**	**354.4**	3.1	**5,286**	**1,873,590**	
青森	7	0.55	57.2	5.1	1,263	72,210	
岩手	0	0.00	23.8	4.7	1,241	29,590	
宮城	4	0.17	22.5	7.5	2,316	52,170	
秋田	4	0.41	12.0	6.3	981	11,800	
山形	0	0.00	13.1	6.0	1,090	14,240	
福島	2	0.11	9.5	7.7	1,864	17,710	
茨城	16	0.56	21.0	9.4	2,877	60,320	
栃木	12	0.62	17.4	9.2	1,946	33,900	
群馬	18	0.92	16.6	9.7	1,952	32,370	
埼玉	84	1.15	6.5	10.3	**7,330**	47,500	熊谷
千葉	**158**	**2.53**	**244.0**	11.4	**6,255**	**1,526,000**	
東京	**430**	**3.11**	**398.0**	10.9	**13,822**	**5,500,800**	
神奈川	**125**	1.36	81.6	11.3	**9,177**	748,860	
新潟	31	1.38	28.1	7.9	2,246	63,210	
富山	0	0.00	29.6	8.4	1,050	31,130	
石川	9	0.79	75.8	9.0	1,143	86,600	
福井	13	1.68	13.4	8.7	774	10,360	
山梨	4	0.49	**825.8**	10.3	817	674,680	
長野	8	0.39	74.5	6.1	2,063	153,750	
岐阜	20	1.00	**202.8**	10.5	1,997	404,930	
静岡	4	0.11	**277.2**	12.2	3,659	**1,014,230**	
愛知	**167**	**2.22**	**176.4**	10.7	**7,537**	**1,329,880**	
三重	9	0.50	61.7	10.4	1,791	110,570	
滋賀	6	0.42	69.8	9.0	1,412	98,620	彦根

都道府県	感染者数（人）	10万人あたりの感染者数（人）	人口1000人あたりの中国人宿泊者数（人）	3月平均気温（℃）	人口（千人）	中国人観光宿泊者数（2018、人）	備考
京都	47	1.81	**497.4**	10.5	2,591	**1,288,700**	
大阪	**208**	**2.36**	**468.6**	11.3	**8,813**	**4,129,490**	
兵庫	**133**	**2.43**	57.7	11.3	**5,484**	316,600	
奈良	11	0.82	141.6	9.9	1,339	189,620	
和歌山	17	1.82	121.4	11.3	935	113,540	
鳥取	0	0.00	24.6	9.7	560	13,760	
島根	0	0.00	12.3	9.7	680	8,340	
岡山	3	0.16	31.9	10.3	1,898	60,600	
広島	6	0.21	30.2	10.9	2,817	85,140	
山口	6	0.44	7.5	10.1	1,370	10,280	
徳島	1	0.14	16.2	11.2	736	11,950	
香川	1	0.10	85.0	10.9	962	81,770	
愛媛	4	0.30	23.3	11.4	1,352	31,520	
高知	14	1.98	13.7	12.2	706	9,700	
福岡	26	0.51	74.2	12.3	**5,107**	378,960	
佐賀	1	0.12	77.5	11.7	819	63,490	
長崎	2	0.15	52.1	12.3	1,341	69,840	
熊本	12	0.68	62.7	12.0	1,757	110,220	
大分	28	**2.45**	85.5	11.5	1,144	97,840	
宮崎	3	0.28	13.3	13.4	1,081	14,350	
鹿児島	1	0.06	55.2	13.9	1,614	89,120	
沖縄	9	0.62	**685.2**	19.9	1,448	992,170	

データ）中国人観光客宿泊数行＝日本の観光統計データ（日本政府観光局）2018年、都道府県別感染者数＝NHK調べ（3月29日）、3月平均気温＝気象庁2020年、都道府県人口＝総務省統計局2018年。平均気温の場所は県庁等の所在地、違うところは備考に。

第三章
中国に嵌った国々

中国に忖度した面々、新型コロナ対策で後手に回った「安倍―菅」政権

安倍政権から菅政権に変わった日本政府。しかし、中国共産党の政治工作はいまだに政権中枢に及んでいる。その実態とは？

時任兼作（ジャーナリスト）

WHOと中国

新型コロナウイルス感染症対策で日本政府が後手に回った理由に関して、巷では由々しき指摘がなされている。日本政府要人らが中国に籠絡されていたというのである。

にわかには信じがたい話だ。だが、中国の諜報活動や政治工作の事情に通じる外事関係者は、肯定する。そして、日本とは別の例を取り上げ、そこから中国の巧みな工作ぶりについて解説を始めた。

「中国の手は実に長い。その昔のソ連のようだ。新型コロナウイルスの感染拡大直後のＷＨＯ（世界保健機関）の対応を見れば、それもうなずけるはずだ。中国の政治工作が功を奏したことに疑いの余地はない」

ＷＨＯは、新型コロナウイルスの発生現場とされる中国・武漢が都市封鎖された２０２０年1月23日、緊急委員会を開いたものの、「緊急事態にはあたらない」との判断を下し、その宣言を見送った。前日には、テドロス・アダノム・ゲブレイェソス事務局長が「（緊急事態宣言という）結論を出すにはもっと情報が必要だ」との見解も示していた。

また、同月28日、習近平国家主席と会談したテドロス事務局長は「迅速で効果的な措置を取ったことに敬服する」と中国を持ち上げたのである。しかし、その二日後、緊急事態宣言を余儀なくされた。

こうしたＷＨＯの不可解な対応に対し、2月12日に行われた記者会見で「ＷＨＯは中国を褒めるよう中国政府から依頼や圧力を受けているのか」との追及の声が上がったが、テドロス事務局長は「中国のしたことを認めて何が悪いのか」と反論。「中国は感染の拡大を遅らせるために多くのよいことをしている」と強弁したのだった。

しかも、WHOはその後も中国と連携して動いた。中国の専門家と合同調査を実施。2月末には報告書を公表したが、「新型ウイルスは感染力が強く、すでによく知られている病原体だけをもとにした対策では人命を救えない恐れがある」と警告する形で、被害が拡大したのもやむを得ないとのトーンをにじませたのである。

そして、その1年後。2021年1月、WHOは新型コロナウイルスの発生源解明のために世界の専門家ら14人からなる国際調査団を中国に派遣したが、翌2月の活動報告では武漢が発生源であることを否定したい中国の主張に沿った見解を示した。

疑義を抱いた調査団の一員であるオーストラリアの研究者のドミニク・ドワイヤー氏は、「新型コロナは中国から始まったと思う」と反旗を翻したのだった。

外事関係者が話を戻して、こう語る。

「WHOと同様に、日本政府中枢への工作があったとみるのが順当。物も人も行き来が多く、日本が中国にとって政治的にも経済的にも重要な相手国となっている以上、してないわけがない。実際、いくつかの事例が聞こえてきている」

同関係者が把握している事例は政治家、官僚を中心に多々あるというが、今回は日本政府の意思決定に大きく影響を与えたとみられるものをピックアップし、詳述した。

中国の女性スパイ絡みの病院を訪問していた加藤厚生労働相（当時）

外事関係者が第一に言及したのは、2020年1月の時点で新型コロナの対応窓口のトップであった加藤勝信厚生労働相（当時、現官房長官）についてのことであった。加藤氏と中国の関係を如実に物語るエピソードが、その当時、注目されていたためでもあるようだ。

「入国制限の緩さなど中国に対する甘い対応との関連で、3年ほど前の加藤氏の訪中の件が、その頃、永田町でひそかに話題になっていた」

外事関係者は、そんな内幕を明かした。

2018年7月末の訪中のことだという。この時点でも厚生労働相を務めていた加藤氏は北京入りし、日本からの無償ODA（政府開発援助）で建てられた中日友好病院などを視察した。

出迎えたのは、孫陽・中日友好病院院長。「中日友好病院を通じて中国から2000人以上の留学生を日本に派遣しており、東京大学、京都大学など12の組織と学術交流をしている」と日中の交流をアピールした。

これに対して加藤氏は、高齢者医療のありようなどに関心を示し、今後の高齢化社会を視野に、「医学交流における同病院の役割に期待している」などと述べたという。

極めて友好的かつ前向きな視察であるかに見える。だが、これが物議をかもした。というのも、この病院には数々が〝暗部〟があったからだ。

そもそも設立の経緯がいかがわしいものであった。橋本龍太郎元首相が中国の女性スパイに籠絡されるなか、病院の建設費用となったODAは実行に移されたのである。

外事関係者は、「日本版プロヒューモ事件」とも言われるハニートラップ事件だと解説した。

日本版プロヒューモ事件

「プロヒューモ事件」とは、1962年、英国のハロルド・マクミラン政権の陸軍大臣であったジョン・プロヒューモ氏が、ソ連の諜報員と親交のあった売春婦に国家機密を漏らしたとされるもので、同政権崩壊の引き金となった英政界のスキャンダルであるが、それと同じような工作によってＯＤＡが投下されたというのだ。同関係者が続ける。

「日本版は、のちに政権トップに立った人物がターゲットだった。１９９６年に首相に就任した橋本氏のことで、工作したのは中国という桜配だ。工作が始まったのは、１９７０年代末。当時、在日中国大使館に勤務していた中国公安部の女性諜報部員が、ホテルニューオータニのロビーで橋本氏の前で白いハンドバッグを落とし、それを拾ってもらったことがきっかけだった。

その後、ふたりは逢瀬を重ね、男女の関係を結んだが、実はこの間、女性部員は中国への無償ＯＤＡのための働きかけを行っていた。これは女性部員に課せられたミッションであり、北京市の中日友好病院と長春市の白求恩《ベチューン》医科大学（現吉林大学白求恩医学部）付属病院のふたつの病院への資金援助という具体的なプロジェクトも抱えていた。橋本氏への接近はそのためであった。当時、橋本氏が大平政権で厚生相を務めていたからだ。

こうしたなか大平正芳首相は１９７９年に訪中した際に、中日友好病院の建設への資金協力を表明。ＯＤＡは１９８１年に供与され、病院は１９８４年に完成した。また、橋本氏は１９８８年、この女性部員を通訳と称して訪中に伴わせ、白求恩医科大学付属病院建設等の実状調査に臨んでいる。そして、橋本氏が大蔵大臣に転じたのちの1990年には、前年の天安門事件を受けて凍結されていたODAを解除し、26億円の援助を実行した。女性部員のミッションは誰に知られることもなく、水面下で粛々と果たされたわけだ」

一連の経緯は、その後、報道等で明らかにされ、国会でも追及された。橋本氏は、通訳として職務上接点があっただけと強弁。「通訳として彼女が知り得たことは別として、政治家としてあるいは閣僚として国益を損なうような話をしたことはない」と突っぱねたが、事実経過を追うと中日友好病院建設の背景にスパイ工作があったことは否めそうにない。

臓器売買の現場

問題はまだある。臓器売買が行われている現場だというのだ。

同病院の肺移植センターは、2018年の肺移植件数において中国全土で第2位の座を獲得しており、同センター長は「中国の移植技術を一帯一路関係国（周辺国）にも伝えたい」と胸を張るが、この移植が犯罪的行為によって成り立っているとされるのである。

『中国における臓器移植を考える会』の事務局長が語る。

「政治犯や思想犯ら無実の囚人から人体器官を収奪し、これを国内外の富裕層に売り捌いているというのが中国の移植の実態。我々は『悪魔の医療ビジネス』と呼んでいます」

『法輪功迫害追跡国際組織（WOIPFG）』も2018年7月に発表した報告書で、収監者らの臓器の不正使用が継続的に行われている可能性が高いと指摘している。中国本土の病院に対する電話調査を行ったところ、中国では臓器移植手術の件数が、ドナー数をはるかに上回るという不自然な状況が続いていることが判明したというのである。

これだけでも由々しいことだが、この病院が孕む問題は臓器移植だけではないようだ。前出の外事関係者は、こんな指摘をした。

「ゲノム編集（遺伝子改変技術）やiPS細胞（人工多能性幹細胞）を用いた再生医療など最先端情報を狙っての工作拠点ともみられている。東大や京大に留学生として工作員を送り込み、機密情報を中国に持ち帰らせれば、人体実験さえ辞さない国のこと、あっという間に日本を追い抜き、完成されたものを作り上げてしまう」

実際、再生医療についての研究論文などの数で、中国はすでに日本を上回っている。

加藤氏は、こうした病院をわざわざ訪問したわけである。前出の事務局長が、人道的観点から批判の声を上げた。

「中日友好病院自らが言っているように、ここから多数の留学生が日本に派遣されるなど人材交流がなされている。換言すれば、この『悪魔の医療ビジネス』に日本の医学と医療技術が利用され、また資金や物資が投入されていると言える。まして、日本の医療行政のトップが訪問し、お墨付きを与えるようなことをしていることを考えると、日本の医学界、政界がバックアップしているようなもの。非道行為に加担しているとの批判は免れない」

一方、外事関係者は、臓器移植の問題に加えて、この病院の来歴やスパイの工作拠点としての可能性を踏まえて、別の角度から批判した。

「留学生のことは病院長自身が語っていることだし、ハニートラップについても国会で問題になった以上、加藤氏も知らぬはずはない。もちろん臓器移植に関する問題指摘の声も耳に届いているはずだ。にもかかわらず、あえて厚生労働相として訪問し、友好関係を謳うとなると、これはもう中国に媚びているとしか考えられない。要するに、すでに中国の手に落ちているということだ」

もっとも、加藤氏の件は2018年10月に実施された安倍前首相の訪中に向けての地ならしだったとみる向きもある。しかし、訪問先はほかにも多々あろう。中日友好病院の視察は不自然すぎると言うほかなく、それと同様の不自然さが新型コロナの対応にも見られると永田町ではささやかれていたというのである。

その加藤氏は、いま菅政権の要。官房長官の座にある。

官邸中枢にも中国の手が

外事関係者が続ける。

「新型コロナウイルス対策の初期段階で圧倒的な主導力を発揮した今井尚哉《たかや》首相補佐官（当時）にも、中国は手を伸ばしていた」

今井氏と言えば、対応窓口のトップである加藤勝信厚生労働相はもとより、菅《すが》義偉《よしひで》官房長官（当時）らをも蚊帳《かや》の外に置き、学校の一斉休校を要請したことで一気に注目を集めると同時に非難も呼んだが、政府内ではこれに関連し、別の問題を指摘する声が少なくなかったという。政府関係者が語る。

「ウイルス発生源である中国に対する姿勢が問題視されていた。政府の配慮が著しいからだ。新型コロナが発生した当初、中国人の入国制限をすぐに行わなかったり、制限範囲が狭かったりしたことに始まり、発生原因に関して中国の『生物兵器説』や『研究施設からの流出説』などが流布されたことについても黙殺。中国政府の後手後手に回った感染拡大防止のありように言及することもなかった。反対に中国のメディアが日本の対応が甘いと批判しても、ろくに反論もしなかった。その一方で、中国トップの習近平主席の訪日を懇請する始末。しかも、国賓として。その挙句、袖にされた形だ。

こうした異例とも言える手厚い配慮に対して、中国側はお返しにとばかりに、時々刻々と変異するウイルスの様態やそれに応じた有効な治療法などの機密情報を日本政府に提供していたというが、日本政府の対応を含め、これらを一手に引き受けていたのが今井補佐官だ。水面下で緊密なやり取りを行っていた。なぜこれほど中国と親密なのか。首をかしげざるを得ない対応だった」

背景には、北朝鮮の拉致問題でも、ロシアとの領土問題でも、何ら進展が見られないなか、せめて対中外交で成果を上げたいという安倍政権の思惑があったというが、それにしても尋常ではない。

外事関係者は、こうした状況を踏まえて、繰り返す。

「中国は長年にわたって日本の政官界に対して政治工作を行ってきており、その影響と広がり、浸透度には目を見張るものがある。今井補佐官にもそれが及んでいたとみられる」

そして、その工作プロセスについて縷々《るる》、解説したのである。

今井補佐官の叔父、今井敬日本製鉄（旧新日鉄）名誉会長

外事関係者がまず言及したのは、今井氏の叔父、今井敬・日本製鉄（旧・新日本製鉄）名誉会長のことであった。数十年も前の出来事から解きほぐし、こう語った。

「中国は経済発展段階の各所で硬軟織り交ぜ、巧みに日本から技術協力を引き出してきたが、その発端は、日中共同声明が出された1972年に日中経済協会が設立されたことだった。

日本政府も後ろ押ししたこの協会を格好な工作対象とみなした中国は、ありとあらゆる手練手管を使い関係者にアプローチした。結果、初代会長となった日本製鉄の稲山嘉寛社長をきっかけに日本の経済界に食い込み、以後、その人脈を継承する面々にも手を伸ばした。斎藤英四郎社長、今井敬社長らが、その代表格で

あり、ふたりは稲山と同じく経団連会長も務めた。

同社の協力で設立された宝鋼集団や上海宝山製鉄所などは、そうした工作が実を結んだ象徴的な事例だが、ある程度の技術移転が進んだいま現在も、同社関連の人脈との関係は続いている。とくに日中経済協会名誉顧問の今井氏は中国とのつながりが深い」

事実、今井名誉顧問は中国への技術協力の過去を振り返って、誇らしそうにこんな発言をしている。

「1978年には鄧小平《とうしょうへい》副首相が新日鉄の君津製鉄所を見学にきて、これと同じものを中国に作ってくれと言われ、上海に宝山製鉄所を作りました」

「一帯一路」国際会議の親書を書き換えた今井氏

外事関係者が続ける。

「今井顧問には中国の工作が確実に及んでいるとみられる。で、その影響を強く受けたのが、経済界をリードする経済産業省の官僚であった甥の今井氏だ。叔父を通じて違和感のない形で親中国へと導かれたと考えられる」

1982年に東大法学部を卒業し、通商産業省（現経済産業省）に入省した今井氏は、産業政策やエネルギー政策の分野でキャリアを重ね、貿易経済協力局審議官や資源エネルギー庁次長などの要職を務めた。政治との距離も近く、官房長官秘書官や首相秘書官にも就いている。

　外事関係者によると、政治と近くなるなか今井氏への工作はさらに活発化され、叔父を介したもの以外にも中国の息のかかった政治家や中国関係者らによる働きかけが行われるようになり、それらの工作が安倍政権と交わった時、大いなる成果を結び始めたのだという。

「安倍首相は第一次政権発足直後の２００６年10月に電撃訪中し、胡錦濤国家主席と会談。小泉政権時代に冷え込んだ日中関係の修復に動いた。これについては、当時の外相・麻生太郎氏が提言したとか、外務次官の谷内《やち》正太郎氏が奔走したとか言われているが、そもそもの提案者は中国課長の秋葉剛男（現外務次官）氏だ。

　ちなみに秋葉氏は、第一次政権でも首相秘書官に就いていた今井氏とは同期入省で親しく、エネルギー政策などでも考え方が一致していることで知られている。この電撃訪中には、今井氏の影が見て取れる。

　そして、第二次安倍政権が発足したのちの２０１７年5月。今井氏は、習近平主席が主導する広域経済圏構想『一帯一路』（シルクロード構想）に関する国際会議に訪中団の一員として出席したが、その際に訪中団団長の二階俊博自民党幹事長が習主席に渡すはずであった安倍晋三首相からの親書を勝手に書き換え、中国側におもねったことでのちに大問題になっている。永田町ではよく知られた話だ」

外事関係者は、そう語った。

この親書書き換えをめぐっては、外務次官を経て国家安全保障局長に就任していた谷内氏が烈火のごとく怒り、猛烈に抗議したというが、その背景には今井氏との対中姿勢の違いがあった。

谷内氏の立場は、中国の政治・経済活動を封じ込める形のもので、中国の周辺国家と連携して包囲網を作るような構想を描いていた。だが、今井氏は『シルクロード構想』を支持。中国の政治・経済活動の世界的な規模での拡大を容認することこそ国益にかなうというものであった。真っ向から対立していたのである。今井氏は、谷内氏の考えが反映された部分を書き換えたとみられている。

両者の対立は、このあともくすぶり続けたが、最終的には今井氏に軍配が上がった。2019年9月、谷内氏は国家安全保障局長を退任する一方、今井氏は首相秘書官と補佐官を兼任することになった。また、今井氏は谷内氏の後任人事にも介入。谷内氏の推す佐々江賢一郎・元外務次官を退け、気脈が通じる北村滋・内閣情報官の抜擢を提案し、安倍首相に飲ませたともいう。

「中国としては万々歳だ。首相補佐官と言えば、首相の公式アドバイザー。代理人とも言えるからだ」

外事関係者は、そう言ってさらに続けた。

「もちろんそれまでも実質的には代理人のようなものではあった。ロシアとの外交交渉を見ても、プーチン大統領の補佐官であるウシャコフ氏のカウンターパートを務めたのは今井氏だった。北方領土交渉における外務省の意見を退け、四島一括返還から二島先行返還へと舵を切っている。

こうしたことを冷静にウォッチしてきた中国は、補佐官就任後はさらに権限が増すとみて、習主席の補佐役の副主席を中心にいままで以上の働きかけを行うようになった。

好都合だったのは、今井氏の推しで危機管理のトップである国家安全保障局長に北村氏が就いたことだ。諸外国のさまざまな工作を防止したり、対抗措置を講じたりするセクションにも今井氏の意向が通じやすくなったということだからだ。もっと言えば、中国の工作は黙認されるということだ」

日本政府の著しい中国への配慮は、かくして生まれたというのである。

親中派グループ「二階－今井派」

中国は、安倍政権後も見据えていたともいう。外事関係者が付言した。
「菅政権に代わって今井氏が内閣官房参与となり、中軸から外される頃には、いい按配に親中派の二階氏が政権を牛耳るようになっていた。中国はつねに先を見据え、さまざまなカードを用意している」

今井、二階両氏の対中姿勢を活写した米シンクタンクの報告書もある。安全保障や防衛にかかわる研究や政策で世界的に認知されている「戦略国際問題研究所（CSIS）」が、米国務省の支援を受けて作成したもので、2020年7月に発表されている。「日本における中国の影響力（China's Influence in Japan）」とのタイトルの報告書だ。該当部分を翻訳して、引用しておこう。〈　〉内は筆者注。

《〈二階派〉は自民党の親中派グループである。このグループは、「二階－今井派」とも呼ばれている。安倍〈首相〉の相談役であり、元経産省官僚だった今井尚哉は、ビジネスの見地から中国やそのインフラ事業に対して柔軟なアプローチをするよう首相を説得してきた。故郷の和歌山の動物園に中国から5頭のパンダを連れてきた〈事実誤認とみられる〉二階は、2019年4月に首相の特使として訪中し、習近平と面会のうえ、米国の意向に反して、BRI〈The Belt and Road Initiativeの略。習主席が進める広域経済圏構想「一帯一路」のこと〉に日本は協力すべきだと主張した。また、習の日本への公式訪問を促した》

以上のようなことを踏まえ、外事関係者は、こう総括した。

「中国はすでに菅政権後も見すえて、着々と準備を進めている。同国の今後のさらなる発展、勢力拡大を視野に入れると、日本への工作はいままで以上に強化されていくことだろう。しかし、その工作には大物政治家が絡むだけに、残念ながら警察は手が出しにくい。何か有効な別の手立てを真剣に考えるべき時期だ」

スパイ天国と言われて久しい日本。だが、いまだ有効な対策は講じられていない。ひょっとすると、このこと自体、中国をはじめとした諸外国による政治工作の所産なのではなかろうか……。そんな疑念すら生じる惨状である。

（了）

台湾、韓国、北朝鮮、そしてタイ アジア感染の舞台裏を暴く

新型コロナウイルスを抑え込んだ台湾。一方、まだまだ感染が続く韓国。感染者ゼロと言い続ける北朝鮮。その真相を暴く。

五味洋治（東京新聞論説委員）

台湾式民主主義を世界にアピールしたコロナ対策

新型コロナウイルス対策で最も株を上げたのは、何と言っても台湾だ。もともと中国とは政治的に対立しており、「空気を読む」必要が全くなかったこともあるが、対応の早さはピカイチだった。

一連の対策ですぐれた手腕を見せた天才ＡＩ担当相オードリー・タンは、いまや「アジアのスティーブ・ジョブズ（アップル創業者）」と呼ばれ、メディアに引っ張りだこの人気だ。

台湾は、中国で新型コロナウイルスの感染が報告された直後の２０２０年１月20日、衛生福利部（日本の厚労省に相当）の傘下に中央感染症指揮センターを設置した。21日に武漢から帰った台湾人女性に感染が確認されると、即座に武漢からの団体客の入国許可を取り消し、さらに中国全土からの観光客の入国も禁止した。

経済対策も先手、先手で打っている。台湾立法院（国会）は１月25日、６００億台湾ドル（約２２００億円）を上限とする経済対策の特別予算案を可決した。主な対象は観光産業だ。

台湾の観光産業は、もともと中国側の圧力に苦しんでいた。２０１９年、中国政府は中国大陸から台湾への個人旅行を８月１日から当面の間、停止すると発表した。10月１日からは大型連休の国慶節（建国記念日）が控えており、台湾の観光業界にはショックが走った。

しかし中国に媚びることなく、中国大陸からの入国禁止を迅速に打ち出し、感染拡大防止に大きな成果を挙げた。世論調査での蔡英文《ツァイインウェン》の支持率は68・５％と、２０１６年の就任時以来の高い水準に跳ね上がった。

２０２１年２月の段階で、台湾の感染者は９００人台で、死者も９人と信じられないような低いレベルに留まっている。国内総生産も前年比でプラス成長を維持している。

天才AI担当相がマスク対策の陣頭指揮

きめ細やかなコロナ対策の象徴がマスクの確保だ。マスクが新型コロナウイルスの感染防止に、効果があることは広く認知されている。それだけにマスクを購入できる環境は、国民の不安を和らげるのに大きな役割を果たした。

マスクについて2020年1月24日には輸出を禁止した。旅行客など一般乗客が出国航空便でマスクを持ち出すことも制限した。1人当たりのマスク購買数量を制限し、全国約6000カ所の指定薬局などだけで買えるようにし、価格の上限も定めた。購入できる日を曜日で制限した。

国民が持つ健康保険証に記された番号の最後の数字が奇数の人は月、水、金に。偶数の人は火、木、土に買えるようにした。休日である日曜日にはすべての人の購入が許可される。この政府主導のマスク販売システムは、後に韓国も同じ曜日による購入方式を導入した。

台湾政府は企業に増産要請をし、生産された全量を購入することも約束した。

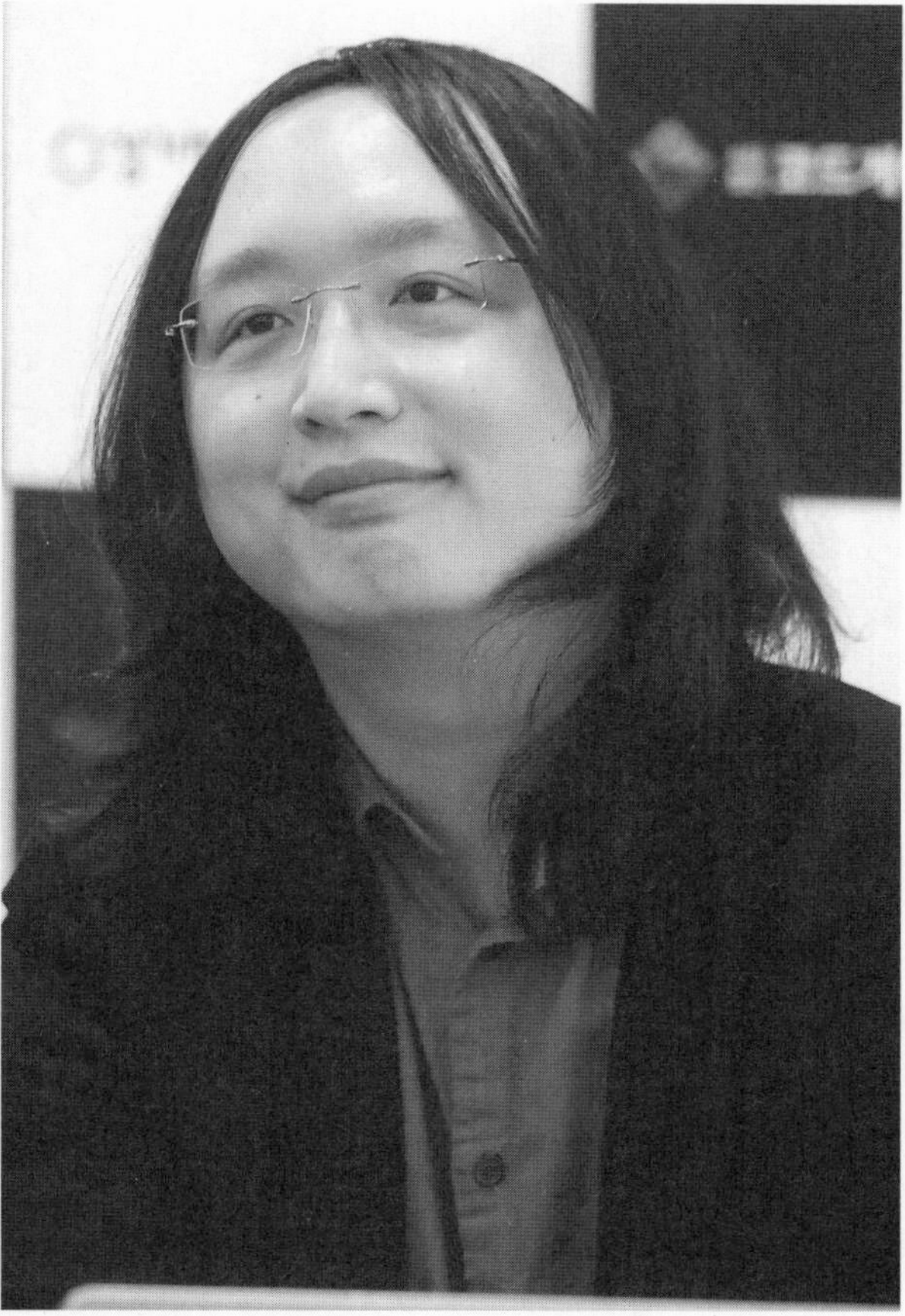

台湾の天才AI担当相、オードリー・タン（写真：YONHAP NEWS/アフロ）

また1日当たり10万枚まで生産が可能な生産ラインを政府が購入して、15の企業に寄贈した。

1日のマスク生産量も大幅に増やした。報道によれば1月初め台湾の1日のマスク生産量は300万枚に過ぎなかったが、3月上旬には820万枚となり、2・7倍に増えた。

一連のマスク対策は、2016年に台湾史上最年少で閣僚（政務委員）となったAI担当大臣のオードリー・タンの活躍がある。IQ180という天才レベルの頭脳を持ち、30代後半の若いタンは、民間人の協力を受けながら政府が所有するビッグデータを活用して、マスクの在庫をリアルタイムで示す携帯用アプリを開発。高い評価を受けた。

都市のロックダウンや、飲食店の強制休業も行わなかった。中国は当局が都市を封鎖し、感染者を徹底的に監視した。台湾の対策は、これとは対照的だ。経済、民主主義、人権を傷つけない「感染症対策のモデル」と国際的に称賛されている。

韓国を感染地獄に突き落とした新興宗教「新天地イエス教会」とは？

「新型コロナウイルスは、遠からず終息するだろう」

韓国の文在寅《ムンジェイン》大統領は2020年2月13日、穏やかな表情でこう述べた。事実上の終息宣言だった。この発言は、ソウル市内で行われた集まりでのことだった。韓国を代表する財閥6大グループのトップおよび経営陣が同席していた。

文大統領は、さらに「今後は政府と経済界が一致協力して新型コロナウイルスの被害を最小化し、経済回復の流れをよみがえらせる努力を傾ける時だ」とも付け加えた。一連の対策の成果をアピールしたかったのだろう。

この日の午後3時での感染者数は中国が約4万人超、死亡者1113人と圧倒的に多かった。続いて香港、マカオ、台湾などの順。韓国の感染者は28人で6番目、死亡者はいなかった（いずれも日本の厚労省調べ）。楽観ムードだったのも当然だった。

韓国は2015年に大流行した中東呼吸器症候群（MERS）で30人以上の死者を出した経験から、感染症の検査体制が充実していた。検査機関は全国で約6000カ所にのぼる。

保健所や検査会社のほか、政府指定の民間病院も約110カ所あった。民間病院の場合、採取した検体を同じ施設内で検査するため、検体搬送に時間がかからず素早く対応できる。

自分の車に乗ったままで検査できるドライブスルー方式の検査も導入した。不特定多数が滞在し、感染の恐れがある病院や診療所に行かずにすむ新しい検査方法で、世界的にも注目を浴びた。

感染者の行動も迅速に把握していた。

本人への聞き取りだけではなく、携帯電話の位置情報やクレジットカードの利用履歴、交通カードの記録などを総合し、感染者の行動経路を特定。おおまかな接触者の数も割り出し、それを政府の対策本部のホームページに掲載するなど、情報公開でも評価が高かった。

31人目の感染者

しかし楽観論は、1週間もしないうちに暗転する。韓国南東部の大邱《テグ》で確認された31人目の女性感染者（61歳）の行動を追いかけていた韓国の保健当局は、奇妙なことに気がついた。

彼女は2020年2月10日に発熱していたが、検査を拒否してあちこち外出していた。中でも大邱にある新興宗教団体「新天地イエス教会」に、短期間に4回も訪問していた。女性はこの教会の信者だった。

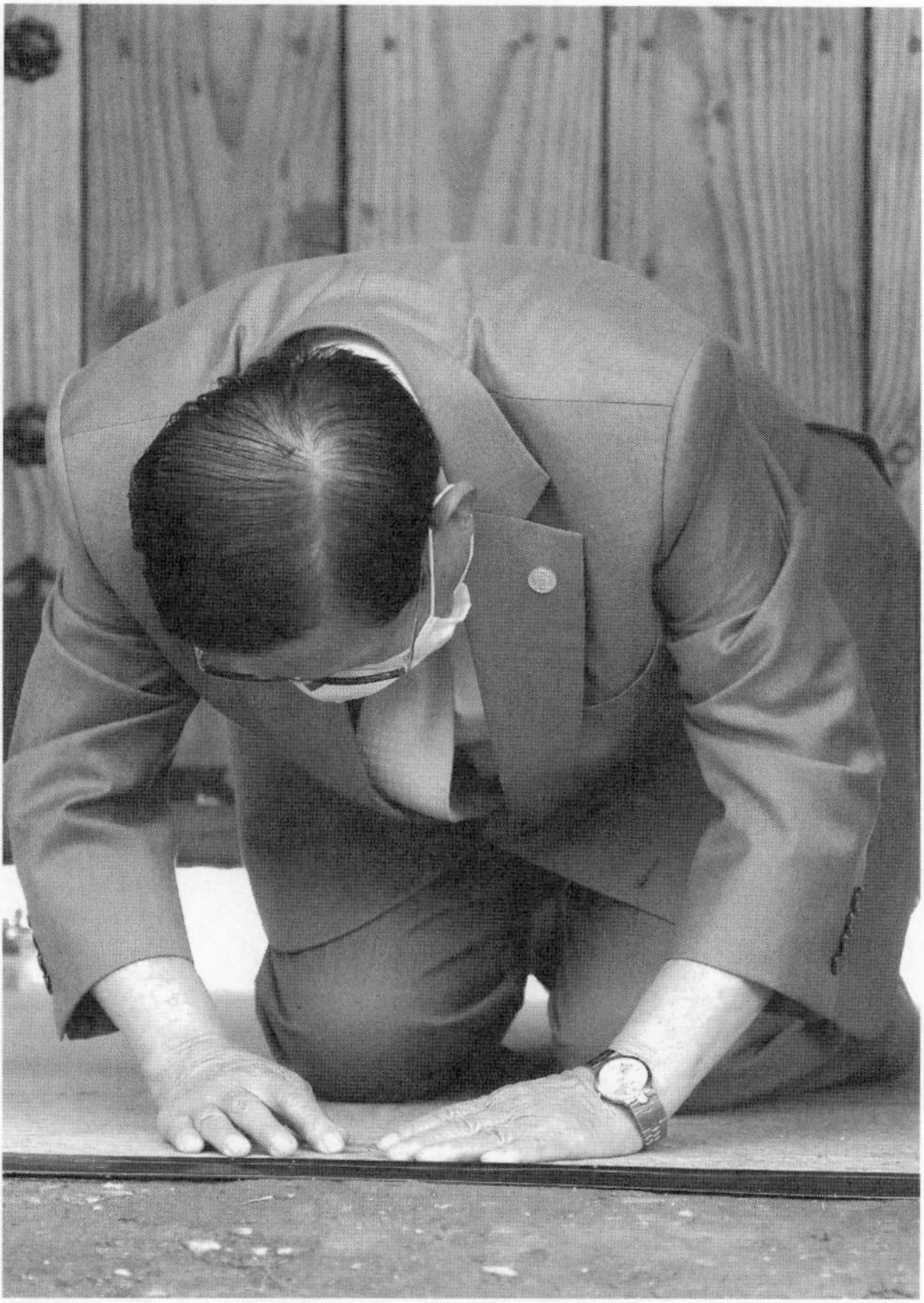

新型コロナウイルス肺炎が韓国に拡大 韓国新興宗教団体の教祖が謝罪
(写真：YONHAP NEWS/アフロ)

新天地イエス教会は、活動内容を外部に公開しないことで知られる異端の宗教団体だった。信者であることを隠す人が多く、家出、離婚、学業放棄が多発していた。31人目の感染者と同じ時間帯に礼拝に参席した人は、約1000人にものぼっていた。

新天地イエス教会では、床に座った状態で、しかも信徒同士が密着して大規模な礼拝を行う。これこそウイルスの感染拡大にうってつけの環境だった。

さっそく徹底した検査が始まったが、この教会の信者を中心に、連日数百人単位で感染者が見つかり、韓国は中国に次ぐ感染大国になってしまった。文大統領は恨んでも恨みきれないだろう。

教会側は、「自分たちこそ被害者」と主張し、信者の名簿や、各地に点在する布教活動の拠点に関する情報を出し惜しみし、韓国政府や地方自治体を苛立たせた。ソウル市は3月1日、ついに新天地イエス教会の教祖、李萬熙《イマンヒ》総会長をはじめ新天地指導部を殺人罪などでの告発に踏み切った。

殺人罪というのも穏やかではないが、「李萬熙らが検診を拒否しており、信徒が新型肺炎伝播防止のために防疫当局に積極的に協力させるための、いかなる措置も取らなかった」として、「未必の故意（犯罪行為が起きても構わないという心理状態）」があったと批判している。このあと、李は自ら検査を受け、謝罪の記者会見も行った。

感染者の7割が「新天地」の信者

韓国保健福祉省などによれば、2020年3月中旬の韓国内の感染者総数は8000人を突破した。うち7割超が「新天地イエス教会」の信者が占めた。2019年の末、新型コロナウイルスの震源地となった中国・武漢にこの教会の信者が入り、勧誘を行っていたことも確認されている。この時すでに、信者の間で感染が広がっていたのではないかとの見方が有力だ。

「新天地イエス教会」は、李萬煕の指導で1984年に創設された。独特の聖書解釈を基に、自らの組織を「世界唯一の神の王国であり、聖殿」と説明。李は「自分はイエス・キリストの生まれかわりであり、永遠の生命を持つ」と説明していた。信徒には「ろうそくのように自分たちの体を犠牲にすること」で、イエスの意志に従うことを誓わせる。

2012年には、ソウル五輪（1988年）が開かれた蚕室《チャムシル》五輪スタジアムで、数千人の信者らが、聖書に登場する場面や物語を再現し、世間の注目を集めた。

李は、「最後の審判の日には14万4000人を天国に連れて行く」と公言している。しかし同教会には約20万人の数の信者がいる。

信者らは天国に行こうと競い合い、他の宗派の教会に入り込んで、信徒の引き抜き、ひどい時は教会の乗っ取りまで行う。悩みを抱える若者に接近して、人間関係を作り教会に引き入れる。

このため、他派の教会では、新天地イエス教会の信者の接近を警戒している。家族が新天地イエス教会の信徒となった人たちによる被害者団体も生まれている。

教会でのクラスターが続発

韓国では新天地イエス教会だけでなく、宗教団体でクラスターが繰り返し発生し、国民の怒りを買った。信者をつなぎとめるため、秘密裏に大規模なミサを開いたためだ。

感染第二波は2020年の8月に起きた。震源地は「サラン第1教会」と呼ばれる右派系の教会で、集会禁止令を無視して文在寅政権の糾弾デモ集会を決行したこともある。

サラン第1教会代表であるチョン牧師を含む650名を超える信者の感染が分

かり、その後、感染は全国に波及した。

警察の摘発を予測し、信者に対して追跡されないようスマートフォンの電源を切っておくよう指示を出しており、悪質さが目立った。

２０２１年に入っても宗教団体からのクラスター発生は続いた。慶尚北道の尚州市にある宗教施設ＢＴＪ列邦センターが震源地だった。定期的に１泊２日の集会が行われており、大規模な感染につながった。

韓国は、ＰＣＲ検査を積極的に行い、ＩＴ技術で感染者の動線を洗い出し、隔離する「Ｋ防疫」が世界的に評価されたが、国民の行動様式までは変えることができなかった。

逆にＫ防疫のＰＲに積極的になるあまり、ワクチン契約が遅れ、文政権は国内から批判を浴びた。２月になって接種が始まったワクチンは、効果が不透明との声もあるアストラゼネカ社製が中心だった。文大統領への風当たりも強く、支持率はじり貧気味だ。

北朝鮮の「感染者ゼロ」を誰も信じない理由

韓国の事態も深刻だが、それでも韓国は自由社会の一員であり、感染に関する情報は広く公開されている。国際社会はむしろ、北朝鮮のほうを憂慮している。万が一、爆発的感染が起きたら、国内では対処しきれず、国の崩壊につながるとみているのだ。いや、もう起きているとの観測がもっぱらだ。

北朝鮮は中国と1300キロの国境を接している。貿易の9割を中国に依存し、出稼ぎ労働者の往来もある。

感染者が出て当然だが、北朝鮮の保健当局は、新型コロナウイルスの感染事例は全くない、1人もいないと言い張っている。国際保健機関（WHO）も、発症事例に関する報告は受けていないと発表している。

しかし、危機感は相当なものだ。朝鮮労働党の機関紙、『労働新聞』は、新型コロナウイルスについて「国家存亡の問題」と書いた。さらに「ウイルスを防ぐことは、単なる防疫のための取り組みではなく、国家制度の優越性と底力を見せるための重大な政治的事業だ」と位置付けている。閉鎖体制の正当性を宣伝する機会ととらえている。

無断入国者を銃撃、遺体を焼く

公的メディアでは連日、地下鉄や路面電車など公共交通機関を消毒している様

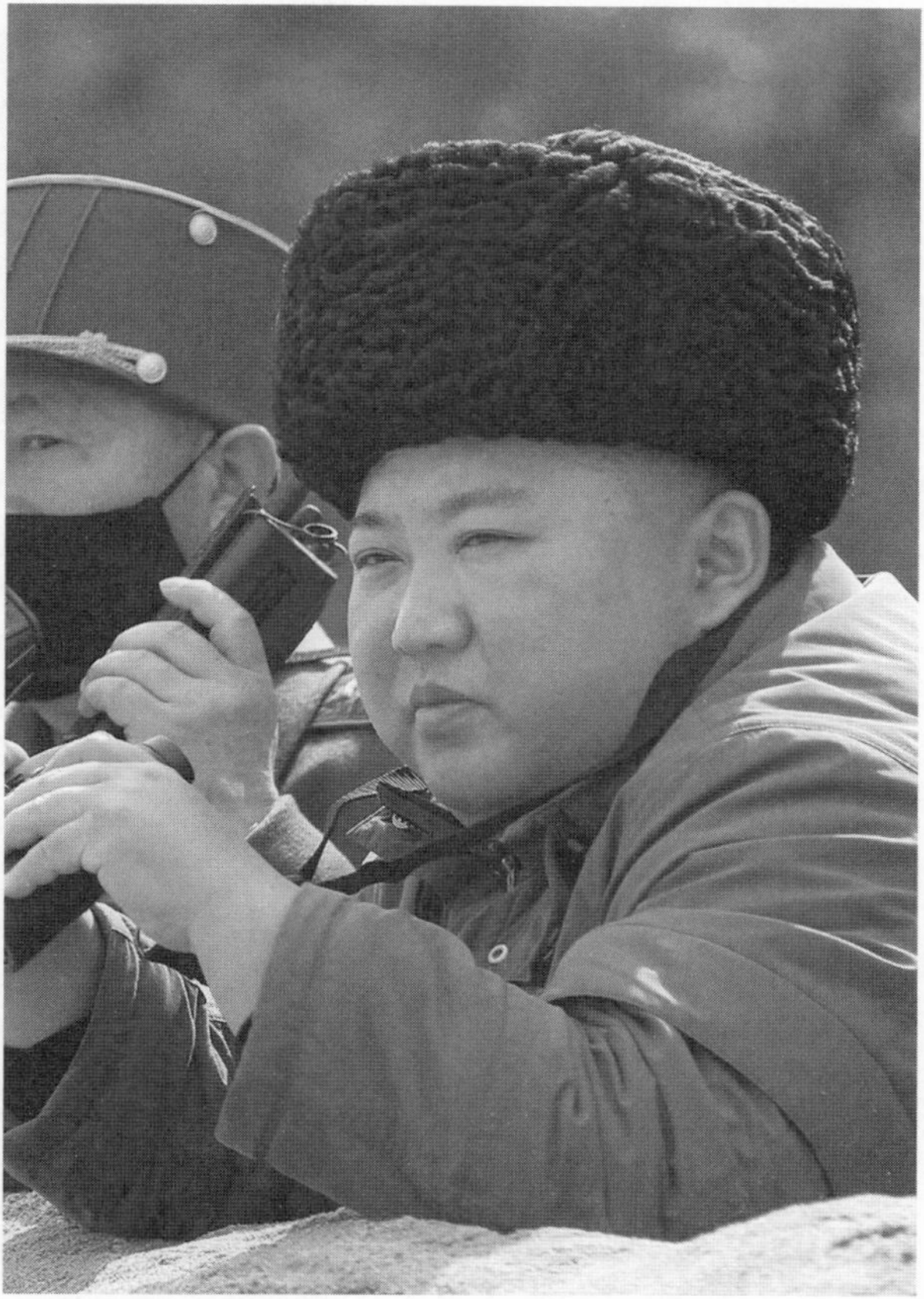

2020年3月9日、短距離弾道ミサイルの発射実験を見る金正恩
（提供：KNS/KCNA/AFP/アフロ）

子を伝えている。住民を安心させるためだ。

国営朝鮮中央通信によると、政府は戸別訪問による検診や、拡声器を取り付けた自動車で市民に衛生指導をするなど「抗ウイルス運動」に力を入れている。

北朝鮮は、中国でウイルス感染が始まって以降、入国する外国人全員の検疫と30日間の隔離を義務付けた。すでに国内にいる約380人の外国人についても隔離、もしくは外出を禁止した。外国人というだけで一律隔離しているのだ。

この中には、大使館の中で執務している平壌在住の外交官も含まれている。その後、対象を国内にいる外国からの帰国者と外国人と接触したおよそ7000人に広げ、「医学的な監視対象者」とした。どれほど新型ウイルスを怖がっているのか分かる。国境地帯では、中国側から無断で入国する人に対して銃撃が加えられているという。

2020年9月には、黄海上で北朝鮮への越境を図った韓国人男性を、北朝鮮軍が射殺したうえ、遺体を海上で焼いて遺棄したことが分かり、韓国側が強く抗議する事件も起きた。

ロシアに診断キットの支援要請

北朝鮮は友好国のロシアに新型コロナウイルスの感染を判定する「簡易診断キット」を送るよう要請したことが分かった。

ロシア外務省の発表によれば、北朝鮮側から支援要請を受けて、1500個の新型肺炎簡易診断キットを送った。ただ、キットを使った結果についてはロシア側に伝えていない。発熱などの症状が出ている人がいるのだろう。感染者ゼロというのは、単に検査態勢がなく、ウイルスへの知識がないためかもしれない。

そんな中、金正恩総書記は韓国の文在寅大統領あてに親書を送った。感染拡大防止に全力を挙げる韓国国民に「慰労の意」を伝え、「ウイルスを克服できるよう応援する」との内容だった。余裕のあるところを見せたのだが、実は国内の状況は、そう簡単ではないとの見方がもっぱらだ。

長引く国境閉鎖は、国内でのモノ不足や物価の高騰を招いている。正恩が力を入れて整備した中部の平安南道陽徳郡《ヤンドク》にある温泉リゾートも、一時的に閉鎖の措置が取られた。もともと核やミサイル開発に伴う国連安全保障理事会からの制裁も受けている。今回の新型コロナ問題にともなう事実上の「鎖国措置」は、経済発展を公約に掲げる金正恩政権にとって大きな痛手になるはずだ。

軍で30日間の封鎖措置

北朝鮮の軍で感染が発生したと指摘する脱北者もいる。これを裏づけるようにロバート・エイブラムス在韓米軍司令官は、北朝鮮軍が30日間活動せず、「封鎖」されていたと明らかにした。そして、閉鎖国家なのではっきりした証拠はないと断ったうえで、「（北朝鮮にも感染事例があったということを）相当に確信している」と語った。

確かに軍人たちはほぼ全員がマスクを着けており、神経質になっている。栄養が不足気味なまま、激しい訓練をしている兵士に感染すれば、防ぐ方法がないだけに軍事力に大きな穴が空くはずだ。

２０２０年10月と２０２１年1月に北朝鮮は大々的な軍事パレードを行った。新型の潜水艦発射弾道ミサイル（ＳＬＢＭ）とみられる兵器も登場した。注目が集まったのは、兵士たちがマスクをしていなかったことだ。

正恩がいない大規模な会議では、参会者はみなマスクをしている。しかし正恩が参加している軍事パレードなどの場では、人々はマスクをしてはいけないというルールがあるようだ。非科学的な姿勢と言うしかない。

正恩の健康不安説も

北朝鮮と非核化交渉を進めている米国も、事態を心配して見守っている。国務省スポークスマンは声明で「米国は北朝鮮住民たちが新型コロナウイルスにぜい弱だという点を深く憂慮している」と述べ、支援を申し出たが、北朝鮮からの反応は全くない。

ここに来てさらに、違った噂も広がっている。正恩の健康不安説だ。公開活動が減っていることが理由だ。一部ではフランスから医師が呼ばれ、正恩の治療をしたという報道もある。

正恩が新型コロナウイルスへの感染を怖がっているのは間違いない。独裁指導者が治療法もはっきりしない病気にかかれば、すぐさま国がマヒしてしまう。万が一、大量の感染者が出た場合でも、国際社会からの援助は受け付けないだろうから、大混乱が起きる可能性がある。

そんな恐れを抱いてか、金正恩の妻、李雪主《リソルジュ》は２０２０年1月から約1年間、公式な場に姿を見せなかった。新型コロナへの感染を恐れ、公式の場に姿を見せないのではないかとの見方が強かったが、「夫婦不仲説」もささやかれた。

２０２１年2月16日、平壌で開かれた故金正日《キムジョンイル》総書記の生誕79年を祝う記念公演に、正恩と李雪主夫人が2人並んで登場した。

韓国の情報機関、国家情報院は非公開の国会情報委員会で「特異な動きはなく、子どもたちとよく遊んでいる」と説明した。やはりコロナ対策だったようだ。

非常事態宣言10回のタイ、本当の狙い

タイのような暑い国は、新型コロナウイルスとは無縁かと思うと、実は違うようだ。2021年になってから1日当たりの感染者数が800人を超える日が続いた。タイ政府は非常事態宣言を2020年3月から10回も延長し、1年以上続けている。

しかし本当の狙いは、プラユット政権に対する抗議デモを抑え込むことではないかとの見方も出ている。

国際的な人権団体ヒューマン・ライツ・ウォッチは、非常事態宣言は「平和的なデモを取り締まるのが目的だ」と正式に抗議した。

同団体によれば2020年10月15日の非常事態宣言発令以降、バンコクにある首相府の前で、デモ主導者数名を含む、少なくとも22人の活動家が逮捕されているという。

非常事態宣言下で、警棒と盾で武装した数千人規模の機動隊が、首相府周辺に集結していたデモ参加者を強制的に排除している。また、政府当局が表現および報道の自由を規制するために広範な検閲を行っている。バンコクでは5人以上の集会が禁止された。

ヒューマン・ライツ・ウォッチのブラッド・アダムズ・アジア局長は、「非常事態宣言はタイ政府に基本的自由を抑圧する無限の権限を与え、政府関係者の説明責任が全く問われなくなる」と指摘した。タイ当局にとっては、新型コロナウイルスの流行は終わってほしくないのかもしれない。

（了）

「一帯一路」に乗ったイタリアの末路 医療崩壊瀬戸際のアメリカ

2020年3月、中国の感染者数を超えた国がふたつあった。ひとつはイタリア、そして、アメリカである。その急増ぶりには驚きを超えて恐怖を覚えた。

編集部

2020年3月、東京は医療崩壊寸前の状態だと言われている。感染者数が一挙に増えている。それを防ぐため、首都では外出自粛要請が出ている。それでも、朝夕の地下鉄や電車には多くの乗客がいる。
はたして、ここで食い止められるのか、いま、その瀬戸際にいるのは間違いないだろう。食い止められなければ、イタリアやアメリカのように膨大な数の死者と感染者を出すことになる。

イタリアの感染源はどこか？

イタリアで最初の新型コロナウイルス感染者が出たのは２０２０年1月末。中国人観光客の夫婦がイタリアを旅行中に発症した。

しかし、彼らについては直ちに隔離され、接触のあった人は全員ウイルス検査を受け、陰性とされている。さらに、イタリアはさらなる感染を防ぐため中国との直行便をすべて発着禁止とした。

2月上旬には武漢からイタリア人を引き上げ、検疫隔離。春節が終わってイタリアに帰国してくるイタリア在住の中国人には2週間の自宅隔離を要請している。

そのため、イタリアは一時、感染者ゼロの状態が続いた。

しかし、2月21日、ミラノから南東に60キロメートル離れたロンバルディア州のコドーニョで38歳のマッティアという男性が新型コロナ陽性であることが確認された。それから1週間で８８８人が感染し、21人が亡くなったのだ。

マッティア氏は中国への渡航歴はなく、18日に症状が出たときも、新型コロナウイルスの感染を全く警戒していなかった。そのため、病院の救急処置室で治療を受けたときも、自宅に戻ったときも、感染予防の措置は全く取っていなかった。

結局、5人の医療従事者、救急処置室にいた患者ひとり、さらに妻と友人が感染した。

そして、その感染した人たちも隔離される前にウイルスを拡散させてしまったのだ。

しかし、だれが、マッティア氏に新型コロナウイルスを移したのか。それは、いまだにわかっていない。彼の同僚には中国へ出張して帰ってきた人物もいたが、陽性ではなかった。

ただし、1月中旬に中国とコンタクトのあったドイツ人男性がおり、この男性が勤める会社でも陽性者が数人発覚している。ドイツ人の彼は、コドーニョにも訪れていることから、その人物が0号感染者の疑いがある、としているが、まだはっきりしていない。

しかし、中国で発生した新型コロナウイルスが、何らかの形でイタリアに入ってきたことは間違いない。そして、イタリアへの中国からのルートはたったひとつではないからこそ、いまだに、はっきりしないのだ。ここに、様々な中国からのルートを切り開いてしまったイタリアの悲劇がある。それは日本も同じである。

「一帯一路」に乗ったイタリアの悲劇

イタリアは2月に入って、春節から帰国してきた中国人に2週間の自宅隔離を要請している。しかし、実際の効力は低かったようだ。保守系の野党が強制的な隔離を1月下旬に提案しているが、ジュセッペ・コンテ首相はそれを人種差別につながると拒否している。

現在、イタリア国内には約30万人の中国系移民が居住している。多くは服飾産業に従事しているという。

さらに、1月下旬には中国から文化・観光の大規模な訪問団がイタリアを訪れている。コンテ首相は訪問団をローマのサンタ・チェチーリア国立アカデミー管弦楽団のコンサートに招いてパーティーを開いているのだ。

イタリアへの中国人旅行客は年間320万人という。春節の需要を当て込んで中国人の入国を許していた日本と同じ状況にあった。

2018年から首相についた元大学教授のコンテ氏は、疲弊したイタリア経済を立て直すため中国に接近し、中国資本でイタリアを立て直そうと図った。イタリアはヨーロッパのG7諸国の中で唯一、中国の「一帯一路」に参加している。

そのため、新型コロナの爆発が始まったロンバルディア州は、トスカーナ州と並んで中国からの投資が非常に盛んなところであった。中国は自動車関連やファッション、ハイテクなどの産業に投資をしている。

さらに、同様の産業が盛んな中国の武漢とも、この地は関係を深く持っていた。新型コロナウイルスの感染源は明らかになっていないが、これらの関係が下地にあったのは間違いない。「一帯一路」に乗ったイタリアの悲劇と言っていいかもしれない。

感染爆発

「毎日400人が死んでいるんだ。外出したら君たちも病気になるんだ」テレビでイタリアのある市長が必死の形相で叫んでいる。

他の街の市長は、海岸に出て、外で遊んでいる人を見つけては「外に出るな！帰れ！　帰れ！　死ぬつもりか！」と叫んでいる。

感染爆破し、外出禁止を決めたイタリアである。この本が出ているころには、日本も同じ状況になっているかもしれない。

2020年3月29日、感染者は9万2472人。死亡者は1万23人とイタリア政府は発表した。致死率は10・8％と高い。実際の感染者はもっと多いだろうか

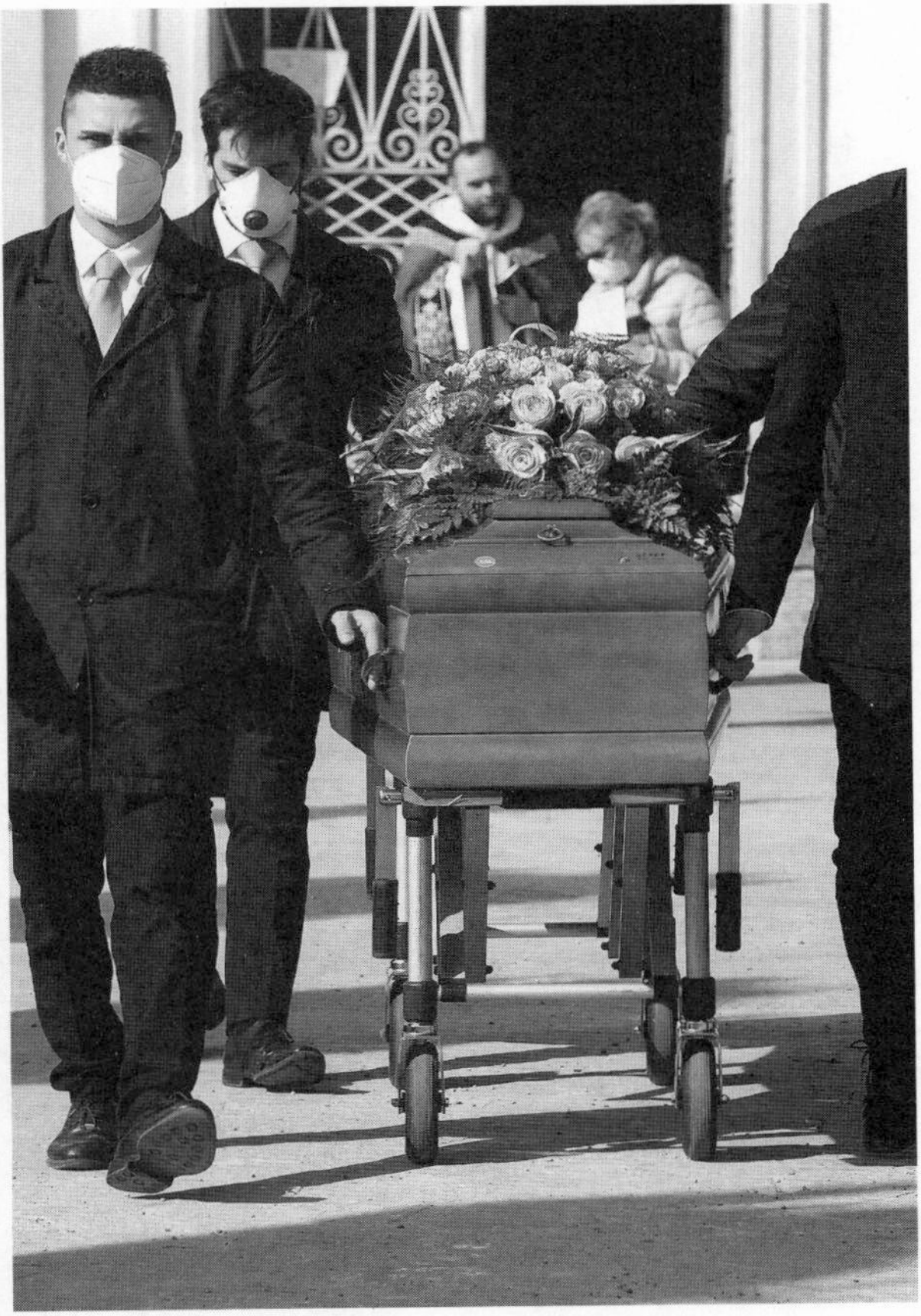

死者が急増していたイタリア（写真：ロイター/アフロ）

ら、実際の致死率はこれより低いだろうが、それにしても高い。

なぜ、イタリアで感染爆発が起きたのだろうか。

イタリアのミラノ出身で在日イタリア商工会議所のフランチェスコ・リナレッリ副事務局長は、感染拡大の背景について、NHKの取材に以下のように答えている。

「イタリア人はキスやハグをよくするし、会話しながら相手の体に触れることもある。仕事が終わったら、友人とバーに行ったり、ビュッフェスタイルの食事をしたりして、人と一緒に時間を過ごすことが多い。相手との距離が近いことが感染拡大に影響した可能性がある」

イタリア人の濃密なコミュニケーションは、よく知られている。

そして、彼はこう答えている。

「イタリアでは当初、新型コロナウイルスに対して、インフルエンザと似たようなものだから、心配しなくてよいという声が多かった。旅行業界から観光が盛んなイタリアで恐怖をあおらないでほしいという声も出ていたし、経済を優先したほうがよいということで『ミラノは止まらない』というハッシュタグがはやっていたほどだ」

日本が春節の中国人需要をあてにして、中国人の入国を制限しなかったことと同じである。日本にも感染爆発の下地は十分にある。しかし、日本が救われるとすれば、医療体制がイタリアに比べて、非常に充実している点だ。

人災だったイタリアの医療崩壊

感染者専用の病床は日本でもかなり少ないが、他の病気も含めた1000人あたりの病床数は13・1。イタリアは3・2で日本の4分の1に満たない。さらに急性期の病床数は、日本の7・8に対してイタリアは2・6と3分の1程度である。

しかし、2000年時点でのイタリアの医療水準は世界第2位だった。だが、リーマンショック以降、欧州連合（EU）から財政健全化を求められ、イタリア政府は医療費の削減を進めざるを得なくなった。

病院は統廃合され、1000人あたりの病床数は2000年の4・2から1ポイント減り、さらに、高齢化への対応を重視したことで急性期病院の病床も減った。そして、医師は早期退職と給与削減で、民間病院の人気診療科や海外に流出した。医師不足も引き起こしたのだ。

外務省のホームページにはイタリアの医療事情について、以下のように書いてある。

「イタリアの医療には、国民皆保険制度による保険医療と、保険外診療である自費診療があります。国民健康保険に加入すれば、在留外国人でも比較的低額で公立病院を受診できますが、公立病院はいつも混雑して待ち時間が長く、手続きも煩雑です」

新型コロナに感染したイタリアの多くの人々は公立病院に殺到した。ロンバルディア州政府はそれを選別することなく、全てを受け入れようとした。しかし、新型コロナがなくても、「公立病院はいつも混雑して待ち時間が長い」。その病院が、新型コロナのクラスターの原因にもなってしまった。多くの医師が新型コロナで倒れた。それは、彼らの多くが、感染の専門家ではなく、知識も乏しかったからだ。政府は医者不足を解消するため、かかりつけ医を多くし、専門性を低めてしまっていた。

病院は飽和状態になり、軍までもが仮設病院を設置した。そして、政府は退職した医師を召集し、医学生も動員したが、状況は変わらない。

初期の段階から、人工呼吸器も不足し、マスクも手袋も不足していた。新型コロナウイルスの治療にあたり、自らも感染して亡くなったイタリア北部の医師がいる。57歳のマルチェロ・ナタリさんだ。ナタリさんはこう叫んだ。

「医療手袋はもうない。大規模感染の備えがなかった！」

アメリカの保険制度が感染爆発を招いた

「なぜ、救急車をよぶんだ！」

よく知られるアメリカ出身のタレントが、足を骨折し、救急車をよんだ友達に叫んだ言葉だ。アメリカは救急車をよぶにも日本円にして5万円ものお金がかかる。救急車用の保険に入っていない人は、簡単に救急車もよべない。

２０２０年3月29日現在のアメリカの感染者は12万２６６６人。ここ１週間で急激に増えている。すでにイタリアを超えた。しかし、いまのところ死者は２１４７人にとどまってはいる。

感染者数が増えている理由は、検査体制が整い、保険に入っていない人でも無料で検査が受けられることになったからだ。それが、3月14日。

そして、食料支援とメディケイド（低所得者に対する公的医療保険制度）への資金供給と「病気での２週間の有給休暇と、最大３カ月の有給としての家族休暇、医療休暇」を認めた。タダで食料と医療のサービスが受けられるとなれば、隠す必要はない。

だからこそ、症状があっても、それまで検査を受けずに我慢していた層が一気に検査をして、感染者数が増えたと考えられる。それまでにも多くの感染者がいたが、無保険だったため、ひた隠しにしていたのだ。

水面下では確実に新型コロナウイルスが広まっていたのだろう。そして、いま、それに直撃されているのが、人種のるつぼニューヨーク州である。

29日の新規感染者は7195人。ニューヨーク州の人口は1900万人。東京の1・4倍の人口である。東京の感染者数が増えていると大騒ぎしているが、それでも一日68人（29日）。桁がふたつも違う。

「ウイルスの広がりが、我々の対策の先を行っている」と言ったのは、ニューヨーク州のクオモ知事だ。ここ1週間で増えた感染者が、これから少なくとも2％の確率で亡くなっていく可能性が高い。毎日100人を超えるのだ。

さらに、アメリカにとって、不運な情報も出ている。肥満の人で致死率が高いという。アメリカほど、肥満率が高い国はない。それとも、ストイックなニューヨーカーは大丈夫なのか。

ニューヨーク市の名所、セントラル・パークの広場では、キリスト教系の支援団体と病院が、重症患者を受け入れる68の病床を備えた仮設のテントを設置した。しかし、それだけでは全然足りない。

ニューヨーク・ヤンキースの公式ユニフォームを作る製造工場は医療従事者向けのマスクやガウンの製造を始めた。今後、100万セットを無償で提供する。

新型のコロナウイルスは一気に症状が悪化する。人工呼吸器がなければ、それらの人々は助からない。自動車メーカーなどが人工呼吸器の製造を急いでいる。

国連も大騒ぎだ。イタリアの比でない死者が出る可能性がある。国連も医療用マスク25万枚をニューヨーク市に寄付した。

時間との闘い

ニューヨークは時間との闘いだ。クオモ知事は「感染の拡大がピークになる前に、我々の備えをピークにしたい」と話した。

記者会見で、「医療従事者は強いストレスを感じている」と述べ、増え続ける患者に医療現場が追いつめられている状況を明らかにした。そして、現場の人員を増やすため、退職した医療従事者7万6000人の医療ボランティアを集めている。

そのような中、ニューヨーク市は「これから2~3週間で感染者のピークを迎える」と発表した。4月12日からの間だ。まだまだ、これから感染者は増え続けることになる。

アメリカは2020年3月13日から国家非常事態宣言を出し、現在、感染防止に全力をあげている。ニューヨーク州には23日に「原則出勤禁止」が出て、実質上、外出が禁止されている。そんな中、トランプ大統領はイースター（4月12日）には、外出ができるようにしたいと話した（3月24日）。はたして可能なのか。ニューヨークのピークが4月12日になるというのに。

ニューヨークを脱出する人々も増えてきている。東京でも、都心を離れ、長野に逃げている人も増え、地元の人とトラブルになるニュースも流れた。

しかし、それは、もしかするとニューヨークから地方へウイルスをばら撒《ま》く行為になりかねない。

はたしていつ終わりが来るのか。誰もわからない。

（単行本『新型コロナ感染爆発と隠された中国の闇』発売当時のまま掲載しています）

（了）

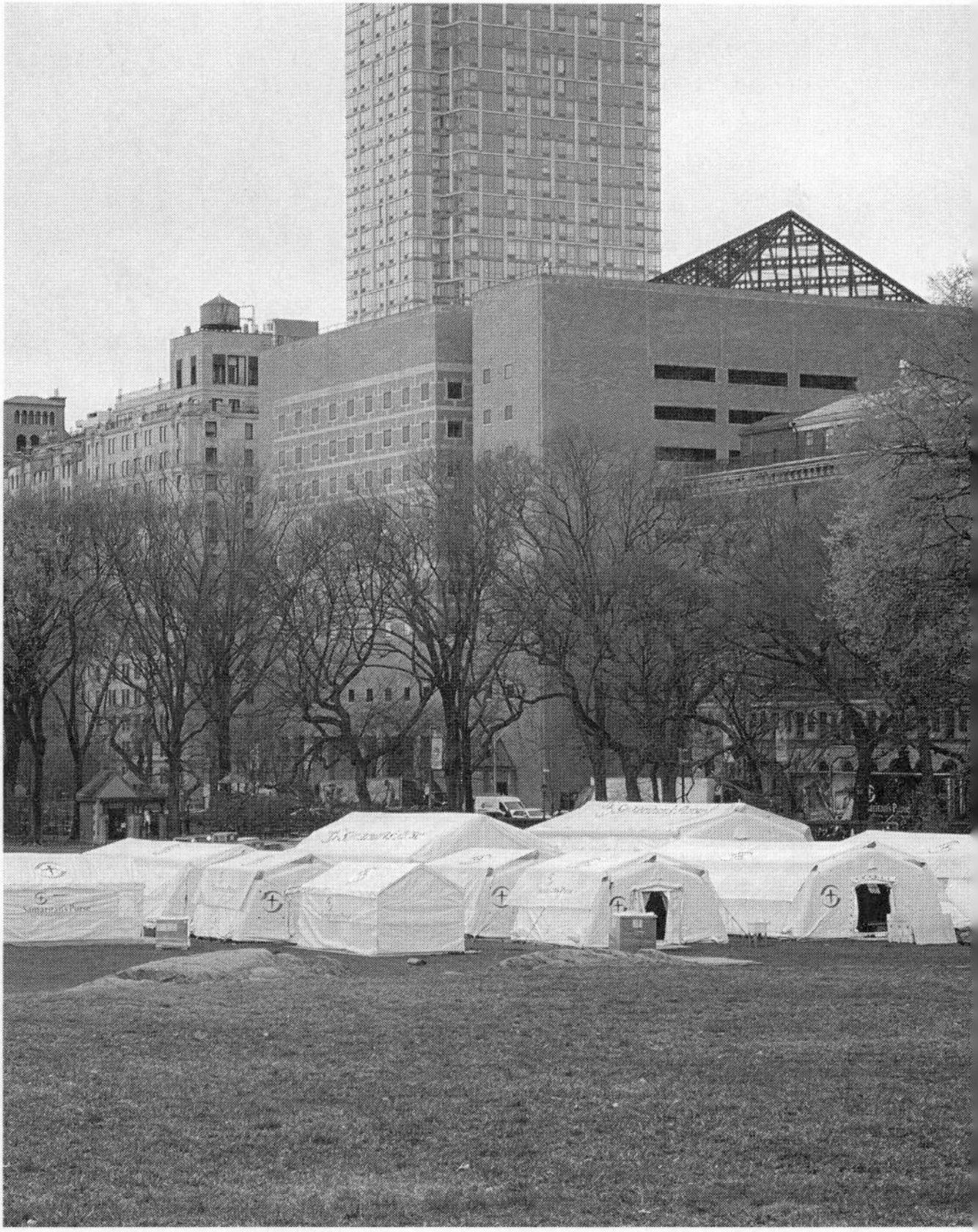

国際キリスト教救援組織がセントラル・パークに作った緊急の仮設テント
（写真：ロイター /アフロ）

資料3

感染爆発の歴史（ペストとスペインかぜ）

ここでは、ふたつの感染爆発の歴史を見ていこうと思う。ペストとスペインかぜ（インフルエンザ）である。誰もが知っている恐怖の感染症である。それらの感染症が爆発したとき、人々はどんな対策をとり、どんな教訓を残したのか、現在の新型コロナウイルスの状況と比べながら、まとめてみたい。

編集部

ヨーロッパを恐怖に陥れた「黒死病」

現代の人類において、ペストは人類の生存を脅かすような存在ではない。すでに、ストレプトマイシンやクロラムフェニコール、テトラサイクリンなどの抗生物質によって、致死率を1割以下に抑えることに成功している。これらの抗生物質に耐性を持つ菌も登場しており決して楽観はできないが、感染爆発を起こすような菌ではない。

しかし、ペストは14世紀のヨーロッパでは「黒死病」と呼ばれ、ヨーロッパを恐怖に陥れた。ペスト菌にかかると、その菌は血液によって全身に回る。そうなると感染者は敗血症を起こし、皮膚のあちこちに出血班ができる。そして、全身に黒いあざを残し死亡することになる。そのときできた黒いあざが「黒死病」の名前の由来なのだ。

このころのペストは、致死率が50％にも達した。かかると二人にひとりは死ぬ。場所によっては7～8割の人が死ぬ地域もあった。さらに劇症であり、感染して1週間もすると、中には2～3日で死んでしまう人も続出した。致死率が2％程度と言われる現在の新型コロナウイルスに比べたら、その恐怖は計り知れないものがあった。

当時のペストの状況について、よく引用されるボッカチオの『デカメロン』の一説がある。

「一日千人以上も罹病しました。看病してくれる人もなく、何らの手当を加えることもないので、皆はかなく死んでいきました。また街路で死ぬ人も夜昼とも数多くありました。また多くの人は、家の中で死んでも、死体が腐敗して悪臭を発するまでは、隣人にはわからないという有様でした。

（中略）

墓地だけでは埋葬しきれなくなり、どこも墓地が満員になると、非常に大きな壕を掘って、その中に一度に何百と新しく到着した死体を入れ、船の貨物のように幾段にも積み重ねて、一段ごとに僅かな土をその上からかぶせましたが、しまいには壕もいっぱいに詰まってしまいました」（岩波文庫より）

ヨーロッパでは3000万人から3500万人が死に、総人口の3分の1がペストで亡くなったという。違う統計では8000万の人口のうち、60％が亡くなったという。

東ローマ帝国で起こった一回目の大流行

ペストはこの大流行の前に東ローマ帝国でも大きな流行を引き起こしている。その流行は541年から始まり、その時代の皇帝ユスティニアヌス（在位527～565）も感染している。そのため、「ユスティニアヌスの斑点」と呼ばれた。

このときは、エジプトから始まり、パレスチナ、コンスタンティノープルへと伝播し、東ローマ帝国から旧西ローマ帝国地域まで広がった。さらにイギリス、フランスにも感染し、60年間流行を続け、農業が衰退し飢饉《ききん》まで起きている。

このときの死者は数十万人に達した。最盛期にはコンスタンティノープルで毎日5000人から1万人の死者が出たという。

14世紀のペストの流行は中国の元から起こった

ペストの流行は何度か起きているが、その最大のものは先ほど紹介した14世紀の流行である。このペストの発生地はヨーロッパとアジアにまたがる中央アジアの広大な草原地帯であったとされる。

この地に生息するクマネズミの持つペスト菌が発生源と考えられている。ただし、発生した場所が悪かった。

当時、中央アジアは東西を結ぶ交易路の中心に位置していた。13世紀に史上最大の領土を誇ったモンゴル帝国が切り開いた東西の交易は、そのままペストの感染経路と重なる。シルクロードである。

このときのペストの発生については、様々な説があるが、時系列で言うと、まず中国の元で疫病が発生した。1334年、杭州で、疫病による大量の死亡者が出ている。それは瞬《また》く間に中国各地に広がり、膨大な犠牲者を出した。そして、それと前後して中央アジアのタジキスタンで原因不明な、異常に高い致死率をもった疫病が流行《はや》っている。これらはペストだろうと言われている。

当時の中国は自然の猛威に襲われていた。1333年に大変な長雨が続き、黄河が氾濫。氾濫した水は地上3メートルにも及び、人家も家畜も水没した。そして、他の地域では旱魃《かんばつ》が起きている。この旱魃によってイナゴの大群が発生し、残った農作物も食い荒らされてしまった。

このため多くの農民が飢餓で倒れた。そこに疫病が襲った。中国の農村は壊滅状態であった。このことが、農民の宗教的反乱である「紅巾《こうきん》の乱」（1351年）の布石となり、元の滅亡（1368年）に続いていく。

1346年、クリミアでペストの感染爆発が起こった。クリミア半島にあるイタリアの交易拠点をモンゴル軍が襲ったとき、モンゴル軍内でペストが発生、それが町中に広まった。

そして、そこから逃げ出したイタリア商人が船でイタリアに運んでしまったのだ。ペスト菌は、1347年10月、コンスタンティノープルを通ってイタリア半島の南にあるシチリア島のメッシーナに上陸している。

このときペスト菌を媒介したのが、毛皮に付いたノミだという。そして、ペスト菌を持つクマネズミも船に忍び込み、交易品に交じってイタリアにたどり着いた。

それが、爆発的な感染を引き起こし、ヨーロッパを壊滅させたのだ。まるで、中国・武漢で発生した新型コロナウイルスがイタリアで感染爆発を起こしたように。

ペスト菌とは何か

ペストはネズミがかかる感染症である。それを媒介するのがノミだ。ノミがペスト菌に冒されたネズミの血を吸うと、ペスト菌がノミに移る。吸われたペスト菌のある血はノミの中で凝固し、ノミの前胃をふさいでしまう。前胃をふさがれたノミは栄養が足りなくなるため、より獲物を求めて、ネズミだけでなく人間にも食いつくようになる。

前胃をふさがれたノミは相手を噛むとき、血が逆流して、相手にペスト菌を移してしまうのだ。ペスト菌はネズミからノミ、そしてノミからヒトへと移っていく。

ペスト菌による症状は先に説明した「黒死病」の由来になった敗血症のほかに、

腺ペストと肺ペストと、まれに皮膚ペストがある。

腺ペストはリンパ腺が冒される、一番多いペストの症状である。ノミが噛んだ近くのリンパ腺が腫れ、こぶし大ほどに腫れあがる。そして、その菌が肝臓や腎臓に入って毒素を作り、それが意識を混濁させ、心臓を弱めて死に至らせる。致死率は60~70%と言われる。

肺ペストは、多くは腺ペストにかかった人の体内で、菌が肺に入り、それが肺炎や気管支炎を起こし、呼吸困難になって死に至る。そのとき咳などで菌が飛沫感染を引き起こし、それを吸った人が同じ症状で死ぬ。

多くは2~3日で死んでしまう。患者数は比較的少ないが、致死率はほぼ100%と言われている。

皮膚ペストはノミに噛まれた皮膚に菌が移り、膿疱《のうほう》や潰瘍《かいよう》を作る。

隔離と検疫と公衆衛生

ペストの知識は、19世紀後半に、パスツールや北里柴三郎たちの研究が進んでわかったことであり、それまでの人々はまったく知らなかった。

基本的に彼らにできたことは隔離することである。かかった患者を閉じ込め、

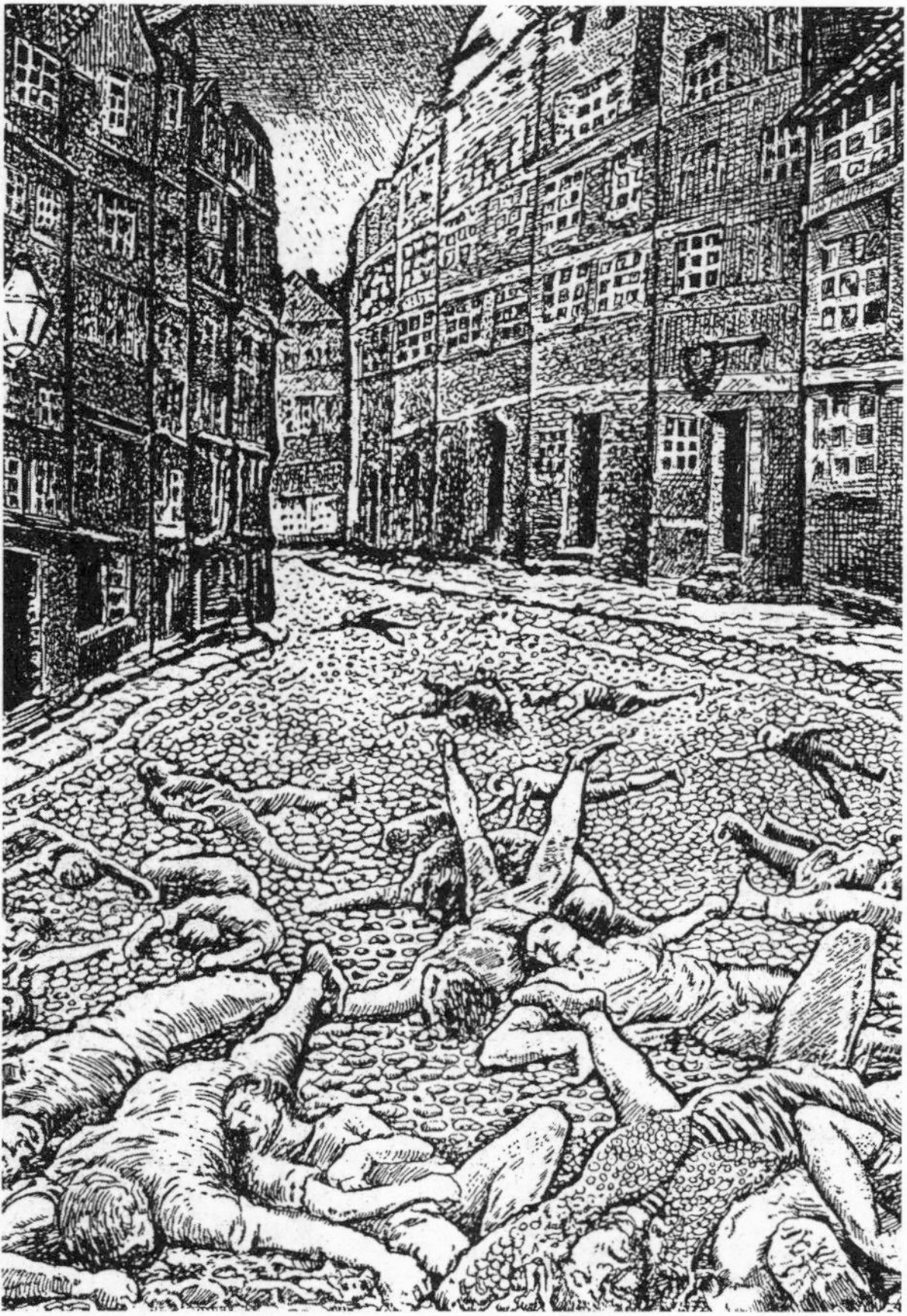

17世紀のロンドンでのペストの大流行を描いた絵（写真：アフロ）

死体は放置されるか、金で雇われた死体捜索隊が死体を見つけて葬った。

17世紀に起きたロンドンでのペストの大流行の際は、ロンドンから逃げてきた人を、地方の住民が追い払い、街に入れさせなかった。それが功を奏して、ロンドンでのペストの大流行は、ロンドンだけでとどまった。しかし、ロンドン近郊のある村では、ペストで村が壊滅している。

隔離のほかに、検疫制度も14世紀には行われ、功を奏している。1377年、ヴェネツィア共和国が、疑わしい船は40日間、ヴェネツィアの沖に停泊し、何もなければ入港していいという法律を作った。最初は30日間であったが、それでは効果がないということで40日になった。

これは、かなり有効であった。その証拠に、約250年後の1630年にミラノでカーニバルがあり、そのときに検疫制度を緩めたためにペストが大流行し、一日で3500人が死んだという話がある。

さらに、衛生事情の改善も効果を発揮している。それまで、ネズミが行き来し放題だった木造の家屋がレンガ造りにかわることで、菌を持ったネズミやノミが減った。

今日の新型コロナでも、やっていることは、ほとんど変わらない。しかし、新型コロナはペストほどの致死率ではまったくないようだが、感染力は高そうだ。人との接触を避けるという隔離も検疫も、この新型コロナは潜《くぐ》り抜けているように見える。手洗いもマスクも完全ではない。

結局、19世紀後半にペスト菌が解明され、抗生物質による治療法が開発されるまで、人間にできたことは隔離と検疫と公衆衛生でしかなかった。

あとは、自然の力に頼るしかなかった。ペストは冬になると流行が収まった。ネズミやノミの活動が少なくなるからだろう。

さらに、18世紀にドブネズミが大量に発生し、クマネズミを放逐した。ドブネズミは、イエネズミであるクマネズミほど人間のそばにいない。それが、ヒトへの感染を少なくした。

ペストに立ち向かった日本人

日本では、ペストの大きな流行は起きていない。江戸時代に海外との交易を制限していたことと、島国であったことが大きいと言われている。

しかし、中国で始まった19世紀後半の世界的流行のときは日本に到達している。

1855年、中国・雲南省でイスラム教徒が大規模な反乱を起こし、清朝政府とぶつかった。その反乱を避けるため多くの難民が移動し、その混乱の中、ペストが発生した。

そのペストは1894年に香港と広州で大流行した。そして、香港や広州の港から船でアジアやアフリカに広がった。インドでの被害が大きく、1907年には、130万人を超える死者を出している。

そして、これが、日本にも到達した。最初の発生は1899年。台湾で感染し、日本に帰国した人からであった。そして、インドから輸入された綿に感染したネズミが紛れ込んでいたらしい。明治の勃興した紡績業を直撃した。

神戸や大阪などでペストが広がり、その後の27年間で、何度か流行を起こし、日本全国で2400人以上が亡くなった。致死率は80%に及んでいる。

しかし、日本はここで、ペストを食い止めた。東京では1900年、報奨金をつけ、ネズミ退治を推奨した。北里柴三郎の研究の成果も生かされた。

彼は1899年に開港検疫法にペストを追加するよう建議し、自ら検疫医の選考にあたっている。このとき検疫医のひとりに選ばれたのが野口英世である。

そして、1926年以降、日本ではペストが発生していない。北里柴三郎とペストに立ち向かった人々が、27年もの歳月を費やして、日本を救ったのだ。

スペインかぜ

１９１８年3月11日、アメリカ・カンザス州の米軍基地。料理番、アルバート・ギッチェルは、のどの痛みと頭痛を感じた。熱を計るとかなり高い。彼は診療室に向かった。

その数時間後、軍の診療室は似た症状を訴える兵士であふれかえった。そして、1カ月後には、飛行機の格納庫までが患者の病床に変わっていた。

これが、今日言われているスペインかぜの発生である。スペインかぜはスペインで発生したわけではない。アメリカが発生地と言われている。スペインかぜと言われるのは、当時は第一次世界大戦のさなかで、情報統制がされていて参戦国は自国の疾病状況を公にしていなかったからだ。その中でスペインは中立国で、インフルエンザの情報を発信し、それがために、スペインで発生したように思われてしまった。

スペインかぜは、Ｈ１Ｎ１亜型のインフルエンザである。細菌ではなくウイルスでひき起こされる。しかし、インフルエンザウイルスが発見されたのは１９３3年だ。スペインかぜが大流行した当時は、ウイルスの存在はわかっていなかった。

細菌に比べてウイルスは非常に小さい。光学顕微鏡では見ることができず、電子顕微鏡が発明されるまで、発見は不可能であった。

１９１８年当時の人々は未知の病気と闘っていたわけである。ペスト菌と闘った中世の人々と同じであった。それは、新型コロナと闘っている私たちと同じである。

しかし、私たちは、闘っている相手は新型コロナウイルスとわかっている。遺伝子配列も解明されている。ただ、その敵を壊滅させる武器を手に入れていない。これは、ペスト菌と闘った中世の人々やスペインかぜと闘った１９１８年の人々と同じだ。

1700万人の死者、5億人の罹患者

第一次世界大戦へ参戦したアメリカは、スペインかぜをヨーロッパに持ち込んだ。しかし、最初の感染はそれほどのものではなかった。だが、第二波の流行が世界を恐怖に陥れた。

第一波は１９１８年の春から始まり、夏には下火になっている。このときは、罹患率は高かったが、致死率はそれほどでもなかった。それまでにも、インフル

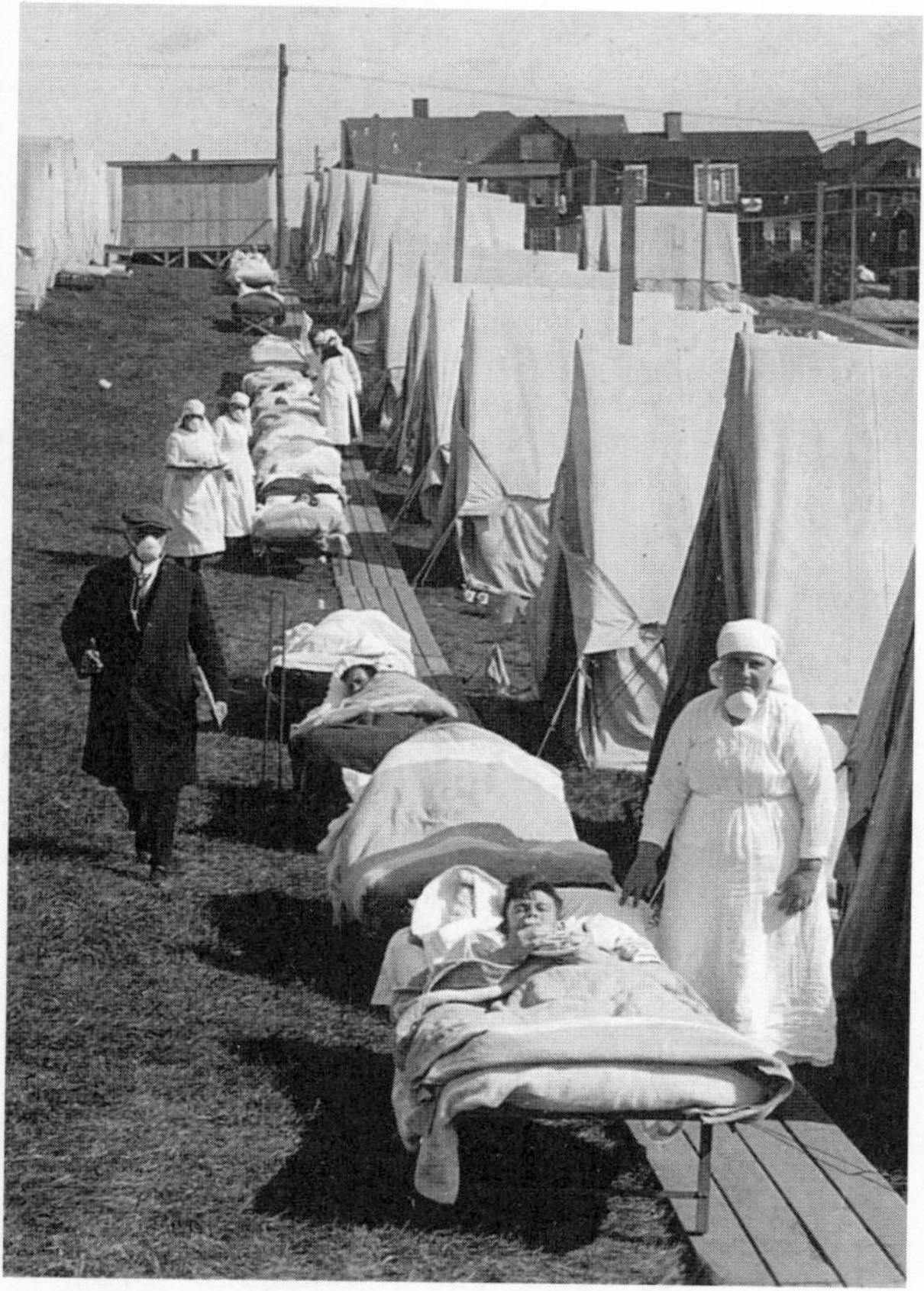

1918年10月のアメリカ・マサチューセッツ州ブルックライン。スペインかぜで仮設テントに収容される人々（写真：akg-images/アフロ）

エンザ（かぜ）の流行はあり、それほど怖いものとの認識はなかった。

しかし、1918年の8月終わりから第二波が襲った。そのときの罹患者は数億人にも及び、死者は数百万人になっている。年末には少々下火になったが、年が明けるとまた再燃し、春になっても収まらなかった。このときのインフルエンザウイルスは1997年に、当時亡くなった人から採取され、遺伝子分析もされている。そして、そのウイルスを使った動物実験では、強い病原性が確認されている。

症状は、肺に水が溜まって呼吸困難になり、数時間から数日で亡くなるパターンと、発熱やのどの痛みを伴う普通のインフルエンザから、細菌感染による合併症で肺炎になるパターンと二通りあった。

当時は、抗ウイルス剤もなく、呼吸困難を抑える人工呼吸器も少なく、細菌感染を抑える抗生物質もなかった。そのため、1700万人もの死者を出したと言われる。これは、第一次世界大戦で戦死した数、約1000万人の2倍近い数である。日本でも37万人が亡くなっている。

罹患者は全世界で5億人。人口が20億人の時代だから4人に1人が罹患した。

戦争がスペインかぜを拡大させた

現在、新型コロナウイルスが世界中で猛威をふるっている。しかし、スペインかぜの持つ強い病原性は見られない。日本では、44万人の感染者で死者は8600人程度（2021年3月現在）である。致死率は1・9％だ。スペインかぜの致死率10％強、ペストの50％強というほどではない。今後、死者は増えていくだろうが、ペストはもちろん、スペインかぜほどにはならないだろう。

現在は医療技術が発達している。このスペインかぜと同様に、新型コロナウイルスは肺炎で亡くなる方が多い。現在、それに対しては人工呼吸器があり、細菌性の合併症に対しては抗生物質がある。

しかし、新型コロナウイルスに対する抗ウイルス薬はできていない。新型コロナウイルスに立ち向かうには人々の免疫力に頼るしかない状態である。

さらに、スペインかぜのときと同様、世界は感染を拡大する方向に進んできた。グローバリズムである。それによって、世界は経済発展を遂げ、人々は日々の生活を営んでいる。

スペインかぜのときはグローバリズムも進展していたが、なにより戦争が感染を拡大させている。今回、この原稿を書くにあたって参考にさせていただいた加藤氏による『人類と感染症の歴史』（丸善出版）では、以下のように書かれている。

《戦争による人の大量移動が流行を拡大させた。インフルエンザの流行を加速する条件は、人の密集状態や大量迅速な移動であるが、その条件を抑えるのではなく、全く逆の方向に進み、加速増強してしまっていた。

どの国でも、兵士がインフルエンザで倒れると、不足した員数を新兵で補った。免疫の無い新兵は倒れ、それをまた、新兵で補っている。まるで人の集団感染実験を行っていたとさえ言えるような悲惨な実態があった》

現在は、第一次世界大戦のような戦争は起きていない。しかし、グローバリズムは世界を覆っている。ペストを避けられた島国日本のようにいるわけにはいかない。だが、それに気がついた世界は、人の動きをストップさせようとしている。果たして、それは成功するのか。

終わりの見えない闘い

同書のインフルエンザに言及した後半のページに「有効な公衆衛生的対策は何か？」ということが書かれている。これは、現在、東京都及び日本政府が行っている政策そのものなので、少々長いが引用させていただく。ちなみに、著者の加藤茂孝氏は国立感染症研究所室長だった方だ。

《インフルエンザ・パンデミックの発生そのものは避けられないので、発生したパンデミックに対する有効な対策が必要である。その求められる対策の原理は、流行のピークをなだらかにすることである。

即ち、患者総数は変えられないが、患者の短期間集中の大量発生を避けて、少数例発生に抑えて、その状態を長期間化させる発想である。そうすれば医療機関がパンクすることも、社会的機能が低下することも無くなる。

これには3つの対策の柱が考えられる。

（1）、抗ウイルス剤で症状を軽くする。すなわち、早期発見・早期投与である。

（2）、ワクチンの短期間での製造と投与。

（3）、社会的対策─接触の機会を下げる。学校閉鎖など。個人的なものとしては咳患者にマスクを積極的にする（咳エチケット）》

新型コロナウイルスのパンデミックにも、この対策の柱は有効であろう。ワクチン接種も始まった。

そして、社会的対策も行われている。

しかし、残念なことに、この本には、いつ終わるのか、どうしたら終わらせることができるのかは、書かれていない。

1918年のスペインかぜの猛威は1年も続いている。ただし、その1年後の1920年には、また流行し致死率も高かったが、大流行とまでにはならなかった。

なぜだろうか。それは、多くの人たちが1919年の段階で免疫を持ったからだと思う。今回の新型コロナウイルスも、多くの人が感染するか、ワクチンをうって免疫を持つまで終わらないのだろうか。

(了)

おわりに

２０２０年3月24日、突如、オリンピックの延期が決まった。その翌日から東京都の感染者数が急増した。ネット上では、「オリンピックの延期が決まったので、都は本当の数字を出してきた」との噂が流れた。これについての真偽はわからない。しかし急増したのは事実だ。

そして、25日夜、小池東京都知事は週末の「外出自粛要請」を発した。25日、26日の新規感染者数が40人を超えたからだ（その後、27日も40人ほど、28、29日は60人を超えた）。知事は「感染爆発の重大局面」にあるとして、都民に土日の不急不要の外出を止《や》めるよう訴えた。

それに対する国民の反応は、どうだったのだろうか。真っ先に出た答えが、都民のスーパーへの買い出しであった。26日、一時、スーパーから米とパスタが無くなった。27日には店頭にいくつかの米やパスタは並んだが、人気商品は無い（無洗米とか）。

「アホか」である。もちろん、これは都民への罵倒ではない。東京都への罵倒である。なぜ外出自粛要請をするのか。それは人と人との接触を抑えるためである。スーパーへ買い出しに行って、人と人との接触をしていたら、意味がないではないか（ちなみに、専門家によると、スーパーへの買い出しは話をしないからいいらしい。では、図書館も美術館も問題ないではないか）。

でも、これが答えである。都民の危機意識は目の前のご飯である。しかし、それは正しい。新型コロナに対する免疫をつけるためには、栄養を摂らなければならない。いや、それよりも食べなきゃ死んでしまう。

国民は知っている。マスクが無くなったこと。トイレットペーパーが無くなったこと。アルコール消毒のボトルが無くなったこと。そしてマスクに莫大な値段がついたこと。

トイレットペーパーに関して言えば、在庫は十分にあるという。しかし、2週間がたった今、店頭にはない。スーパーにも、コンビニにも、ドラッグストアにもない。いや、朝一番に行けばあるらしい。でも、2週間前は夕方に行っても置いてあった。

テレビでいくら在庫があると放送しても、相変わらず、私の行く頃には店頭からトイレットペーパーが消えている。そして、「申し訳ありません。現在品切れで、入荷はいつになるかわかりません」の貼り紙が空の棚に貼ってあるだけだ。

仕方がないので、奮起して、朝一番に並んでトイレットペーパーをドラッグストアで買った。これが現実だ。だからこそ、みんな自衛に走っているのだ。それの何が悪い！

今回のさまざまな出来事は、新型コロナウイルスが原因ではない。あきらかに人災だ。

人獣共通感染症を生み出した中国人の食生活。ウイルスの発生を隠蔽しようとした習近平。そして、中国に忖度《そんたく》した各国の首脳たち。さらに、医療崩壊を起こさせたイタリアの政府。アメリカもそうだ。

騒ぎすぎるマスコミも問題だ。トイレットペーパーが無くなったのは、どこかのテレビ局が、トイレットペーパーが無くなると放送してからだ。またぞろ、今度は「ビニール傘」が無くなると放送している。

そもそも、マスクが無くなり、トイレットペーパーが行きわたらないのは、看板方式で生産し、流通させてきたからだ。過去のデータにもとづいて、徹底的に在庫をギリギリに減らし、流通もそれに合わせてギリギリに絞って、効率という経済合理性を追求してきたからだ。そのため、今回のような過去にデータが無い、想定外の事態には対応できない。それも人間が作ってきたシステムだ。

今回の小池知事による「外出自粛要請」もその一つだ。自粛要請を出したら、何が起こるかわかっていたのだろうか。いや、そもそも、自粛要請は正しいのだろうか。

これについて、多くの専門家は、正しい措置だと言っている。その通りだろう。確かに感染のスピードは落ちる。それによって、医療崩壊も起きなくて済む。ただし、経済はぐちゃぐちゃになるだろう。どこまで耐えるのか。

私には、世界が経済を掛け金にした大きな賭けに出たように思えてならない。外出自粛という大きな賭けに。感染は止まるのか。いつまで金がもつのか。大きな賭場が世界で繰り広げられている。

ぜひとも、なんとしても、勝ってほしい。いま、日本の各研究所では、いや世界の研究所では、新型コロナウイルスのワクチン開発が進められている。賭場が普通の平場に戻ることを願うばかりだ。

編集部（2020年3月29日執筆）

文庫版おわりに

気持ちの上では、２０２１年の東京オリンピックは開いてほしいと思っている。予算などの問題を抱えているとはいえ、開かれれば、東京だけでなく日本全体も活性化するであろう。

この文庫では割愛させていただいたが、単行本『新型コロナ感染爆発と隠された中国の罪』のインタビュー記事では、経済学者の髙橋洋一氏が、東京オリンピックの経済効果について強く語っていた。

しかし、２０２１年3月10日の新聞報道によると、東京オリッピックでは、外国からの観客は入れない方向で検討しているという。もし、そうであれば、インバウンドの経済効果の多くを捨ててしまうことになる。

もったいないとしかいえない。さらに、多くの方が、東京オリンピックが開催できるのかどうか不安視している。

東京オリッピックが開かれれば、新型コロナウイスルに打ち勝った人類の祭典となるはずだ。それが日本で行われることは素晴らしいことである。もし、東京オリンピックが開かれなかったとしたら、次は2022年の北京冬季オリンピックとなる。新型コロナウイスルに打ち勝った人類の祭典を中国が開くことになる。なんという皮肉だろう。マッチポンプもいいところだ。

新型コロナウイルスを発生させた国が、打ち勝った祭典を開くとは。そうなれば、中国共産党は何が何でも、このオリンピックを開くであろう。そして、歴史に刻まれるような大会にするであろう。ヒトラーが第二次世界大戦前に開いたベルリンオリンピックのように。

新型コロナウイルスとの闘いは長くなるであろう。10年後には新型コロナウイルスは風邪のひとつになっているであろうという、アメリカの研究所の発表もあるが、それでも10年先である。

『新型コロナ感染爆発と隠された中国の罪』の「はじめに」で、日本人は縄文時代以前から感染症と闘ってきたのではないかと、文を載せた。

日本人に限らず、人類は長い間、感染症と闘ってきた。世界的ベストセラーと銘打たれた『スマホ脳』（新潮社、２０２０年11月刊）には、こんな文章が載っている。

「もしあなたがウイルスが心配で眠れなくなるタイプなら、先進諸国でもっとも多い死因である癌や心臓発作についても心配でたまらないはずだ。だが歴史的な視点で見ると、人間の命を奪ってきたのは癌や心臓発作ではない。地球上に現れてから99・9％もの時間、飢餓や殺人、干ばつや感染症で死んできたのだ。

つまり、人間の身体や脳は、癌や心臓発作から身を守るようにはできていない。そうではなく、飢餓や干ばつ、感染症から身を守れるように進化してきた」

人間の脳は、感染症に過剰に反応するよう進化してきたのだ。それは、多くの人が感染症で亡くなってきたからだ。今回の新型コロナウイルスで亡くなった方は、全世界で２６０万人を超える。ただし、日本では８６００人程度である。

自殺者が年間２万人いる日本で、８６００人という人数は、数字だけ見ると多くはない。しかし、日本の感染症対策は、自殺防止政策の何十倍、何百倍も大きなものだと思える。

それほど、感染症は人間にとって恐怖なのだ。その恐怖がいつ終わるのか。どうなったら終わるといえるのか。それとも、共存できる遺伝子が生まれてくるのだろうか。
まだまだ、戦いは長く続くのかもしれない。

編集部（2021年3月19日執筆）

著者プロフィール

五味 洋治（ごみ ようじ）

1958年、長野県生まれ。早稲田大学第一文学部卒業後、中日新聞東京本社入社。韓国・延世大学校に語学留学の後、1999年から2002年までソウル支局に勤務。2003年から2006年まで中国総局勤務。この間、2004年に北京首都国際空港で金正男に偶然会ったことからメールのやり取りが始まり、のちに単独インタビューを実現。2008年8月から10カ月間ジョージタウン大学にフルブライト交換留学。現在は東京新聞論説委員。著書に『金正恩　狂気と孤独の独裁者のすべて』（文藝春秋）、『父・金正日と私　金正男独占告白』（文春文庫）など。

奥窪 優木（おくくぼ ゆうき）

1980年、愛媛県生まれ。上智大学経済学部卒。ニューヨーク市立大学中退後、中国に渡り、医療や知的財産権関連の社会問題を中心に現地取材を行う。2008年に帰国後は、週刊誌や月刊誌などへの寄稿を中心に活動。「スティーブ・ジョブズ極秘来日」、「外国人による国保悪用問題」などのスクープも。著書に『中華バカ事件簿』『中国「猛毒食品」に殺される』（共に扶桑社）など。

時任 兼作（ときとう けんさく）

慶應義塾大学経済学部卒。ジャーナリスト。出版社勤務を経て取材記者となり、各週刊誌、月刊誌に寄稿。カルトや暴力団、警察の裏金や不祥事の内幕、情報機関の実像、中国・北朝鮮問題、政界の醜聞などに取り組む。著書に『特権キャリア警察官 日本を支配する600人の野望』（講談社）、『「対日工作」の内幕 情報担当官たちの告白』（宝島社）など。

編集部／小林大作、中尾緑子
装丁／ landfish（妹尾善史）
本文デザイン&DTP／株式会社ユニオンワークス

本書は2020年4月に小社より刊行した単行本
『新型コロナ感染爆発と隠された中国の罪』を改訂したものです。

宝島
SUGOI
文庫

新型コロナ感染爆発！
闇に葬られた中国の大罪

（しんがたころなかんせんばくはつ！ やみにほうむられたちゅうごくのたいざい）

2021年4月21日　第1刷発行

著　者　五味洋治 奥窪優木 時任兼作 ほか

発行人　蓮見清一
発行所　株式会社 宝島社
〒102-8388　東京都千代田区一番町25番地
電話:営業 03(3234)4621／編集 03(3239)0927
https://tkj.jp
印刷・製本　株式会社廣済堂

First published 2020 by Takarajimasha, Inc.
ISBN 978-4-299-01616-4

宝島SUGOI文庫　好評既刊

悪漢《ワル》の流儀

許《きょ》永中《えいちゅう》

戦後最大の経済事件「イトマン事件」の主人公である著者が、戦後裏面史と秘められた人間関係、家族を初めて語る。在日として生まれ育った若き日の記憶、政財界の要人と裏社会の住人たちとの出会い、そして事件の首謀者と目され、当局とメディアに追われ続けた「かくれんぼ」の記録。

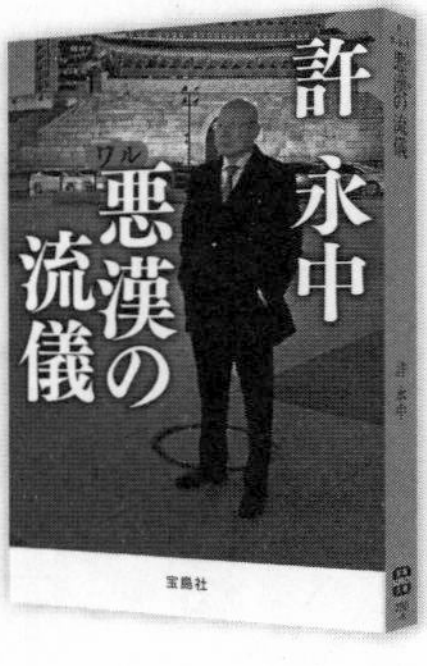

定価：本体780円＋税